泌尿外科基础与疾病诊疗

主编　张世贵　余　东　王昆明　孙锋锋

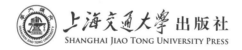

上海交通大学出版社
SHANGHAI JIAO TONG UNIVERSITY PRESS

内容提要

本书遵循理论联系实际，紧贴临床一线工作需要，介绍了泌尿生殖系统解剖与生理，泌尿生殖系统疾病的临床表现、诊断与鉴别诊断、治疗等，包括肾血管性疾病、肾功能异常、膀胱功能障碍、泌尿生殖系统损伤、泌尿生殖系统结石、泌尿生殖系统肿瘤。本书内容全面、资料翔实、结构合理、语言简洁、条理清晰，旨在总结临床经验，帮助泌尿外科医师提高诊疗技术和防治水平，更好地为患者服务。

图书在版编目（CIP）数据

泌尿外科基础与疾病诊疗 / 张世贵等主编. --上海：
上海交通大学出版社，2023.12
ISBN 978-7-313-29597-2

Ⅰ. ①泌… Ⅱ. ①张… Ⅲ. ①泌尿系统疾病－诊疗
Ⅳ. ①R69

中国国家版本馆CIP数据核字（2023）第196033号

泌尿外科基础与疾病诊疗
MINIAOWAIKE JICHU YU JIBING ZHENLIAO

主　　编：张世贵　余　东　王昆明　孙锋锋
出版发行：上海交通大学出版社
邮政编码：200030
印　　制：广东虎彩云印刷有限公司
开　　本：710mm×1000mm　1/16
字　　数：224千字
版　　次：2023年12月第1版
书　　号：ISBN 978-7-313-29597-2
定　　价：198.00元

地　　址：上海市番禺路951号
电　　话：021-64071208

经　　销：全国新华书店
印　　张：12.75
插　　页：2
印　　次：2023年12月第1次印刷

版权所有　侵权必究
告读者：如发现本书有印装质量问题请与印刷厂质量科联系
联系电话：010-84721811

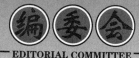

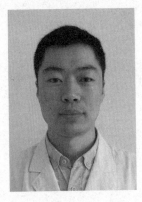

◎张世贵

　　毕业于济宁医学院临床医学专业，现就职于山东省聊城市眼科医院（聊城市第五人民医院）泌尿外科，副主任，现任山东省临床肿瘤学会肿瘤微创外科专家委员会委员，聊城市医师协会泌尿外科专业委员会委员。擅长前列腺增生、膀胱肿瘤、肾肿瘤、泌尿系统结石等相关疾病的腔内微创手术治疗。

前　言

　　泌尿外科是外科的一个重要的分支,是专门研究人体泌尿生殖系统解剖、生理、病理及疾病诊断与防治的一门学科。随着现代医学的飞速发展和医疗救治水平的不断进步,泌尿外科的基础知识和临床诊疗都取得了长足的进步,泌尿外科疾病的病因和发病机制得到了深入的研究,临床医师对该疾病的诊断和治疗水平也得到了较大的提升。同时,随着医学模式的转变、传统医学观念的更新,泌尿外科的许多诊疗方法、治疗原则和手术技巧等发生了日新月异的变化。因此,作为泌尿外科专业的医务人员,不仅需要具有扎实的泌尿外科学基础知识与实践训练,而且还需要掌握专业领域内新的诊疗技术、治疗药物和手术方法。鉴于此,我们特组织多位专家在参阅了国内外大量文献资料的基础上,结合自身多年的临床工作经验撰写了这本《泌尿外科基础与疾病诊疗》。

　　本书以器官为单元编写,疾病覆盖面广,便于查阅;反映近年来泌尿外科临床领域的新进展,体现循证医学的原则。本书首先简要介绍了泌尿生殖系统解剖与生理的基础内容,然后对肾血管性疾病、肾功能异常、膀胱功能障碍、泌尿生殖系统损伤、泌尿生殖系统结石、泌尿生殖系统肿瘤的外科治疗进行了系统的论述。本书内容主要编写泌尿外科疾病的症状及诊疗技术,同时简要介绍与泌尿外科疾病临床诊治有关的流行病学、病因、发病机制、病理等,在编写过程中始终遵循理论联系实践的基本原则,紧贴临床一线工作需求,设制章节内容。本书内容既有精、深、全、新等特点,又有知识性、科学性和实用性等特色,对临床工作具有良好的指导意义,文字简练生动,定义准确,是泌尿外科临床医师值得阅读的参考书和工具书。

　　鉴于本书由多位专家参与编写,各个章节的衔接和写作风格可能会存在差异,加之医学知识更新速度太快,虽然在编写过程中力求尽善尽美,但疏漏与不足之处在所难免,恳请广大读者见谅,并给予批评指正,以便我们更好地总结经验,共同进步。

《泌尿外科基础与疾病诊疗》编委会

2023 年 1 月

目　录

第一章　泌尿生殖系统解剖与生理 ………………………………（1）

第一节　肾上腺 …………………………………………………（1）

第二节　肾脏 ……………………………………………………（5）

第三节　输尿管 …………………………………………………（13）

第四节　膀胱 ……………………………………………………（16）

第五节　尿道 ……………………………………………………（19）

第二章　肾血管性疾病 ……………………………………………（21）

第一节　肾血管性高血压 ………………………………………（21）

第二节　肾动脉栓塞性疾病 ……………………………………（34）

第三节　肾动脉瘤和动静脉瘘 …………………………………（35）

第四节　胡桃夹现象 ……………………………………………（39）

第三章　肾功能异常 ………………………………………………（44）

第一节　急性肾衰竭 ……………………………………………（44）

第二节　慢性肾衰竭与透析 ……………………………………（50）

第三节　肾移植 …………………………………………………（54）

第四章　膀胱功能障碍 ……………………………………………（71）

第一节　神经源性膀胱 …………………………………………（71）

第二节　压力性尿失禁 …………………………………………（83）

第三节　膀胱阴道瘘 ……………………………………………（88）

第四节　膀胱过度活动症 ………………………………………（94）

第五章　泌尿生殖系统损伤……………………………………………………（101）

　第一节　肾脏损伤……………………………………………………………（101）

　第二节　输尿管损伤…………………………………………………………（112）

　第三节　膀胱损伤……………………………………………………………（118）

第六章　泌尿生殖系统结石……………………………………………………（122）

　第一节　肾结石………………………………………………………………（122）

　第二节　输尿管结石…………………………………………………………（152）

　第三节　膀胱结石……………………………………………………………（167）

　第四节　尿道结石……………………………………………………………（174）

第七章　泌尿生殖系统肿瘤……………………………………………………（178）

　第一节　肾脏上皮来源良性肿瘤……………………………………………（178）

　第二节　肾盂肿瘤……………………………………………………………（181）

　第三节　输尿管癌……………………………………………………………（188）

　第四节　尿道肿瘤……………………………………………………………（191）

参考文献…………………………………………………………………………（198）

第一章

泌尿生殖系统解剖与生理

第一节 肾 上 腺

一、肾上腺的解剖

肾上腺位于腹膜后,左右各一,在肾脏上极上方的前内侧,相当于第11胸椎平面。肾上腺与肾脏同被包围在肾周筋膜之内,四周有脂肪组织。肾上腺与肾脏之间有疏松的纤维组织。右侧肾上腺扁平,呈三角形,左侧呈半月形。肾上腺高 40～60 mm,宽 20～35 mm,厚 3～6 mm,重 3～5 g。肾上腺的局部解剖关系,两侧有所不同,右侧前面与肝右叶及下腔静脉贴近,部分肾上腺组织在腔静脉之后,左侧前面与胰尾及脾血管相接,左右两侧后面与横膈紧密相靠。肾上腺外面有一层纤维组织被膜,纤维组织伸入到腺体实质。肾上腺分为内外两层,外层称为皮质,起源于中胚层,占肾上腺重量的 90%。皮质组织致密,细胞排列分三层,最外层在被膜之下,称球状带,细胞较小,排列紧密,为三层中最薄弱的一层;中层为束状带,细胞呈束状排列,此层最宽;内层为网状带,细胞呈不规则的网状排列。此三层的细胞功能各不相同。肾上腺内层称为髓质,起源于外胚层,有两种细胞,交感神经细胞和嗜铬细胞。嗜铬细胞如用铬酸钾或铬酸固定之,细胞质内有棕色颗粒(铬性反应)。实际上,铬酸盐作为氧化剂,在其作用下,儿茶酚胺转为棕色集合体,这种颗粒,就是儿茶酚胺的储藏处,细胞内的儿茶酚胺 80% 是在此颗粒内。

肾上腺的动脉供应是多源性的,肾上腺的血液循环极为丰富。动脉的分支多,变异大。肾上腺动脉最常见有 3 支:肾上腺上动脉来源于膈下动脉分支,可分出 4～30 支以上的细小动脉进入肾上腺,是肾上腺血液的重要供应者。肾上腺中动脉由腹主动脉直接发出,血管细小常缺如。肾上腺下动脉来自肾动脉分支。这 3 支动脉在肾上腺的上中下侧向肾上腺行走(图 1-1),在进入肾上腺之前又分出许多分支,在肾上腺周围构成一个血管环,进入肾上腺内的小动脉可分三型:①短型,供应肾上腺被膜。②中型,供应肾上腺皮质。③长型,穿过肾上腺皮质,直达髓质。在皮质内循环过的含有高浓度的皮质激素的血液再进入髓质,形成一个类似的门脉系统。因此,肾上腺髓质既要接受少数穿过皮质的长型小动脉的血液供应,又接受来自皮质的静脉血液,这种特殊的血液供应,与嗜铬细胞的功能有关。在儿茶酚胺的合成过程中,促进去甲肾上腺素转变为肾上腺素的苯乙醇胺甲基转移酶的合成,需要有高浓度的氢皮质激素。

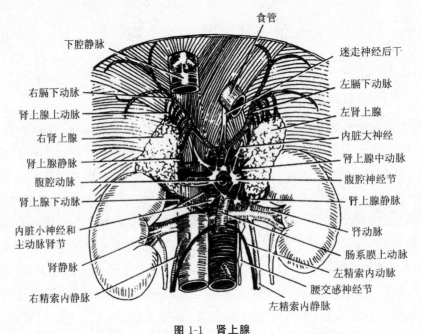

图 1-1　肾上腺

　　肾上腺静脉分两个系统,即周围浅表的和深部中央的,两系统间有丰富的高交通支。汇入肾上腺静脉后,左侧肾上腺静脉进入左肾静脉,左侧肾上腺静脉长 2～4 cm,直径 0.5 cm。右侧肾上腺左精索内静脉肾上腺静脉进入下腔静脉,右肾上腺静脉仅长度 0.4～0.5 cm。有时右肾上腺静脉流入肝静脉,有时右肾上腺静脉有 2～3 支,进入下腔静脉或右肾静脉。

　　因此,右侧肾上腺静脉的变异比左侧多,造成手术上的困难。肾上腺淋巴管在被膜下与肾周淋巴管相通,在髓质随静脉入肾蒂淋巴结。

　　肾上腺神经来自内脏神经,与肾脏和腹膜壁神经相连。

二、肾上腺的生理

肾上腺由中央部的髓质和周围部的皮质两部分组成。肾上腺髓质与皮质在结构、内分泌和功能上均不相同。

(一)肾上腺皮质

1.肾上腺皮质的结构及激素

肾上腺皮质细胞含内脂较多,主要为胆固醇。胆固醇是合成肾上腺皮质激素的原料。在化学结构上以环戊烷多氢菲为基础,统称为类固醇激素。

肾上腺皮质分泌的激素分为三大类:即盐皮质激素、糖皮质激素和性激素。各类皮质激素是由肾上腺皮质不同层上皮细胞所分泌的。球状带细胞主要分泌盐皮质激素,主要参与电解质特别是 Na^+ 和 K^+ 的代谢。束状带细胞分泌糖皮质激素,主要作用是对糖类及蛋白质的代谢。网状带分泌性激素,主要为雄激素,如脱氢表雄酮,其生理作用较弱,同时也分泌少量的雌激素如雌二醇。

2.盐皮质激素的作用

盐皮质激素主要为醛固酮,其次还有脱氢皮质酮。醛固酮分泌入血液后,一部分与血浆蛋白结合,一部分以游离形势存在,具有生物活性,其半衰期为 $20\sim45$ 分钟。绝大部分在肝脏内灭活,以醛固酮-葡萄糖醛酸的形式从尿中排出。

(1)盐皮质激素的作用:醛固酮的主要生理具有保 Na^+ 排 K^+ 作用,促进肾小管的远曲小管和集合管对 Na^+ 的重吸收和 K^+ 的排泄。因此,醛固酮对维持体内 Na^+ 含量的相对恒定,从而对维持细胞外液和血容量起着十分重要的作用。当醛固酮分泌不足时,肾脏对 Na^+ 的重吸收和排 K^+ 减少,伴随大量水分的丢失。

(2)盐皮质激素分泌的调节:醛固酮的分泌主要受肾素血管紧张素-醛固酮系统,以及血 K^+、血 Na^+ 浓度等因素的调节。

肾素血管紧张素-醛固酮系统:肾素主要由肾球旁细胞分泌的一种蛋白水解酶,水解催化血浆中的血管紧张素原(在 α_2 球蛋白中),生成血管紧张素 I(10 肽)。血管紧张素 I 在血液和组织中,特别是在肺循环中进一步受肺血管内皮细胞的转换酶降解成血管紧张素 II(8 肽),它不仅有较强的收缩血管作用,还能引起肾上腺皮质球状带分泌醛固酮;同时还可进一步被氨基肽酶分解成 7 肽的血管紧张素 II,它的作用主要是刺激肾上腺皮质分泌醛固酮。

血浆中 K^+、Na^+ 的浓度:当血浆中 K^+ 离子浓度升高或 Na^+ 浓度降低时,醛固酮的分泌增加,血管紧张素从而促进肾脏保 Na^+ 排 K^+,以恢复血浆中 Na^+ 和

K^+ 的浓度。相反,血浆中 K^+ 的浓度降低或者 Na^+ 的浓度上升时,则抑制醛固酮的分泌,保 Na^+ 排 K^+ 作用减弱,血浆中 Na^+ 和 K^+ 的水平恢复正常。由此可见,血浆中 Na^+ 和 K^+ 浓度与醛同酮分泌的关系甚为密切。

3.糖皮质激素

(1)糖皮质激素的作用分为以下几个方面。①糖代谢:糖皮质激素对于维持体内糖代谢的正常进行,保持血糖相对稳定起着重要作用。它促使肝外组织蛋白质分解,抑制周围组织中蛋白质合成,以提供更多的氨基酸进入肝内合成糖原,并增强肝内糖原异生酶类的活性,使肝糖原合成增多,血糖升高;另一方面对抗胰岛素的作用,降低肌肉与脂肪组织细胞对胰岛素的反应性,以致外周组织对葡萄糖的利用减少,促进血糖升高,如果糖皮质激素分泌过多或临床上糖皮质激素应用量过大时,可使血糖升高,甚至出现糖尿。②蛋白质代谢:糖皮质激素能促进肌肉组织蛋白分解,合成减少,导致负氮平衡,使血氨基酸浓度增高。糖皮质激素对蛋白质的影响,主要是蛋白质的分解和合成过程的平衡失调,分解大于合成。临床上长期大量应用糖皮质激素,可引起机体蛋白的严重消耗,出现肌肉消瘦,皮肤变薄,骨质疏松,延缓伤口愈合和儿童生长发育障碍。③脂肪代谢:糖皮质激素促进脂肪组织分解,增强脂肪酸在肝脏内的氧化过程,有利于糖异生作用。糖皮质激素对身体不同部位的脂肪作用不同,体内的糖皮质激素过多时,引起体内脂肪的重新分布,面部、躯干、特别是腹部和肩胛区的脂肪增多,而四肢脂肪减少,出现"向心性"肥胖。④对循环系统的影响:糖皮质激素可促进血管紧张素原的形成并加强去甲肾上腺素对小动脉的收缩作用,有利于提高血管的张力,有升高血压,抗休克的作用。另外,糖皮质激素可降低毛细血管通透性,减少血浆的渗出,有利于维持血容量。

(2)糖皮质激素分泌与调节:糖皮质激素分泌与调节主要由垂体-肾上腺皮质系统参加,垂体分泌的 ACTH(促肾上腺皮质激素)是调节糖皮质激素合成与分泌的最重要的生理因素。ATCH 分泌减少时,肾上腺皮质的束状带萎缩,氢化可的松、皮质酮的分泌量大为减少。当补充 ATCH 时则氢化可的松、皮质酮的分泌量又可重新恢复。

4.肾上腺性激素的作用

性激素主要有性腺分泌。肾上腺皮质所分泌的雄激素和雌激素量很少,也不受性别的影响。在肾上腺分泌男性激素超过正常时,则可出现性征方面的改变。在男性可出现性早熟,在女性可根据发病年龄,出现假两性畸形或男性化,有阴蒂肥大、多毛、痤疮、乳房和子宫萎缩等症。

(二)肾上腺髓质

肾上腺髓质是属内分泌腺。肾上腺髓质分泌的激素是儿茶酚胺。儿茶酚胺包括肾上腺素和去甲肾上腺素,它直接进入血液。儿茶酚胺的合成由酪氨酸通过一系列酶的作用,最后形成去甲肾上腺素。

儿茶酚胺的生理作用:儿茶酚胺对多种器官和组织发挥效能。是通过与效应器官和组织中的特异性肾上腺素受体结合,然后发挥作用的。肾上腺素能受体可分为两类,即 α 受体和 β 受体,肾上腺素和去甲肾上腺素虽然都同时有兴奋 α 受体和 β 受体作用,但肾上腺素主要作用于 β 受体,去甲肾上腺素主要作用于 α 受体。两者之间的生理作用有明显的差异。

儿茶酚胺对心脏和血管的影响,是由于它们不同的肾上腺素能受体结合的能力不同。肾上腺素使心肌的收缩力加强,而增加心排血量。心率加快,收缩压上升,舒张压轻度上升。去甲肾上腺素对心排血量无影响,可引起外周血管收缩,阻力增加,使收缩压和舒张压都上升,心率加快,甚至变慢。

肾上腺素可刺激下丘脑和垂体,引起促肾上腺皮质激素和促甲状腺素的分泌,去甲肾上腺素无此作用。创伤后的应激反应是髓质分泌肾上腺素增加,肾上腺素又刺激促肾上腺皮质的分泌,皮质醇、醛固酮的分泌都增加。

肾上腺素增加耗氧量,增加糖原分解,升高血糖,去甲肾上腺素无此作用。

第二节　肾　　脏

一、肾脏的大体解剖

肾脏为成对的实质性器官。成人肾脏长 12～15 cm,宽 5～6 cm,厚 3～4 cm,重 120～150 g。左肾较长,右肾较厚。两肾脏位于腹膜后,呈八字形在脊柱两旁浅窝中。肾脏表面有 3 层被膜包绕,肾外缘凸面,内缘凹面;凹面中心部为肾门,肾门向内扩张,形成一个间隙,称为肾窦;肾脏血管、神经和淋巴管均由此进入肾脏,肾盂或输尿管则由此出肾外。肾门部进出组织称为肾蒂。由于肝脏对右肾的压迫,右肾低于左肾,右肾门中心对着第 2 腰椎横突,左肾门中心对着第 1 腰椎横突。两肾上极紧靠着横膈,因而肾脏可随着呼吸移动,移动范围在 4 cm 左右,超出这一范围即可认为肾下垂。肾脏的包膜分为真包膜、脂肪囊和周围筋膜三部分。真包膜是紧贴于肾实质表面上纤维膜。脂肪囊系真包膜外层,是极其丰富的脂肪组织,对肾具有保护和稳定作用。肾周围筋膜在两肾的外侧分为两叶,形成一个间隙,分别包围两个肾脏和肾上腺,两叶在中线及顶部彼此粘连,在下极则开放着形成一缺口。因此有人认为,这一缺口可能造成肾下垂原因之一。肾脏的稳定依赖着肾周围的脂肪组织、肾周筋膜、肾蒂及邻近器官的紧密排列,腹肌的张力及胰腺对左肾也起到一定支架的作用(图 1-2)。肾脏是一实质性器官,肾脏实质分为皮质和髓质(图 1-3)。肾皮质主要由肾小球和部分肾曲小管组成。皮质不仅分布在肾表层,而且部分深入到髓质各锥体间形成肾柱。接受尿液的漏斗称为小盏,2～3 小盏汇成 1 个大盏,3～4 个大盏合并为肾盂。髓质为8～15 个锥体所组成的,其底部朝外与皮质相连,其尖端(乳头部)朝内对着个小盏。锥体主要的组织为髓袢和集合管,后者彼此结合成为乳头管,每个乳头有12～30 个乳头管向肾小盏开口,尿液经小盏、大盏、肾盂和输尿管排入膀胱。

　　肾盂是由输尿管上端的扩张部分形成的一个漏斗状结构,位于肾动脉后,由肾门经肾窦进入肾实质,然后分为 2 个或 3 个大盏。肾盂大部分在肾门内的,称为肾内肾盂,在肾门外的称为肾外肾盂。肾盂容量一般为 8～12 mL。

　　肾脏的血管分布:肾动脉的第一级分支在肾门处通常分两支,即前支和后支,前支较粗,再分成 4 个二级分支与后支一起进入肾实质内。肾动脉的 5 个二级分支在肾内呈阶段性分布,则分为大叶间和小叶间动脉;大叶间动脉由锥体间走向皮质。冠状弯转后再分出肾小球入毛细血管小动脉(图 1-4)。

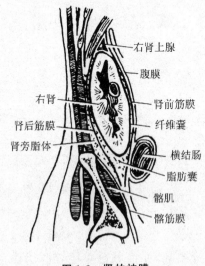

右肾上腺
腹膜
右肾
肾前筋膜
肾后筋膜
纤维囊
肾旁脂体
横结肠
脂肪囊
髂肌
髂筋膜

图 1-2　肾的被膜

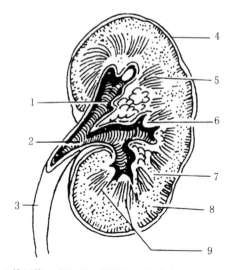

1.肾大盏;2.肾盂;3.输尿管;4.肾包膜;5.肾锥体;6.肾乳头;7.肾柱;8.肾皮质;9.肾髓质。

图1-3 肾的结构

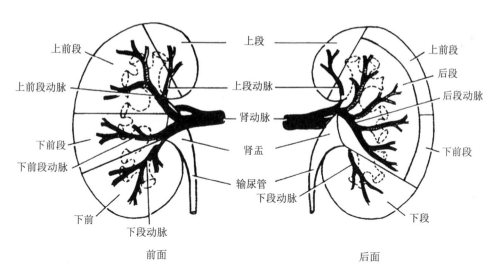

图1-4 肾段动脉和肾段(右肾)

肾静脉:肾小球输出毛细血管走出肾小球后,联合组成毛细血管丛,供应肾曲小管。这些血管丛经肾叶间静脉汇成肾静脉注到下腔静脉。

肾神经:肾脏有极其丰富的神经供应,腹主动脉和肠系膜下神经节,腰交感神经及上腹下神经丛等。但神经对肾脏的作用至今尚不清楚,如在手术中肾脏游离后,肾脏神经全被切断,但手术后的肾脏生理活动并未见有任何改变。

肾淋巴管:肾脏内有两种淋巴管道。一是分布在血管周围,另一是在肾脏包膜下。两组在肾门汇合,输入侧面主动脉淋巴管道,其他一组则与下腔静脉和腰部淋巴管道沟通,肾周各组淋巴管则与包膜下淋巴丛贯通。

二、肾脏的生理功能

肾脏的生理功能主要是调节人体内水、电解质、酸碱度的平衡,排泄人体代谢废物。维持人体的细胞外液,细胞内液处于一个稳定范围。

(一)肾小球的功能

相对稳定的肾脏血流量是肾脏维持生成尿液的基本条件,而肾脏血流量相对稳定主要是由肾脏自身调节完成的。肾脏的血液循环与其泌尿功能有着极其密切的关系。肾脏的血液供应很丰富,正常成人的两肾,每分钟约有 1 200 mL 血液通过。肾脏血流量约占心排血量的 1/4,其中约 94% 是在皮质内循环,供应肾小球,仅 5%～6% 达髓质。

肾小球滤过及滤过压:肾小球滤过是肾脏生成尿液的初始阶段。单位时间内两肾生成的滤过液称为肾小球滤过率。正常人两侧肾脏每昼夜从肾小球滤过液总量达 180 L 左右,亦称为原尿。

肾小球的滤过压来自左心室压力的 60%。如果压力为 13.3 kPa(100 mmHg),肾毛细血管压为 8.0 kPa(60 mmHg)。有效滤过压是肾小球滤过作用的动力(图 1-5),由肾毛细血管压、血浆胶体渗透压和囊内压三者构成,其中肾小球毛细血管血压是推动滤过的主要动力,血浆胶体渗透压和囊内压是对抗肾小球毛细血管内物质滤过的阻力。由此,肾小球毛细血管压力必须超过血浆胶体渗透压和囊内压,方能完成过滤作用。如输入毛细血管压＝8.0 kPa(60 mmHg),血浆胶渗压＝3.3 kPa(25 mmHg),囊内压＝0.7 kPa(5 mmHg),那么有效滤过压＝8.0－(3.3＋0.7)＝4.0 kPa(30 mmHg)。

血液通过肾小球毛细血管时,除了大分子蛋白质和血细胞外,其他物质均可以滤过进入原尿。原尿中含各种晶体物质如葡萄糖、无机盐、氯化物、尿素、尿酸、肌酐等。

(二)肾小管的功能

肾小球滤过的原尿在通过肾小管和集合管时大部分物质被重吸收,最后形成终尿排出体外。成人每天生成原尿约有 180 L,但终尿每天只有 1.5 L 左右,表明肾小管的重吸收量高达 99%,排出量只占原尿的 1% 左右。原尿中葡萄糖和氨基酸的浓度与血浆中的相同,但终尿中几乎没有葡萄糖和氨基酸,表明葡萄糖和氨基酸全部被重吸收。水和电解质,如 Na^+、Cl^-、K^+ 等大部分被重吸收,尿素只有小部分被吸收,肌酐则完全不被吸收。

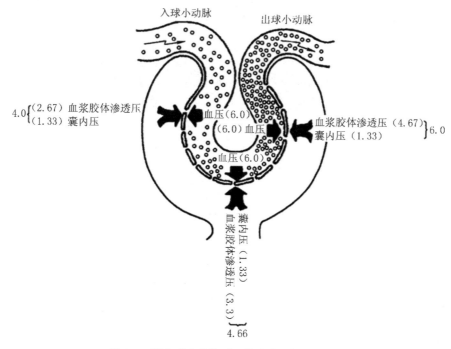

图 1-5 肾小球有效滤过压的变化(单位:kPa)

由于近曲小管、髓袢、远曲小管及集合管的上皮细胞在组织学上存在差别,因此其功能也不尽相同(图 1-6)。

1.近曲小管功能

因为近曲小管上皮细胞的管腔膜上有大量密集的绒毛,增加重吸收的面积,所以与其他各种肾小管相比,近曲小管对各种物质的重吸收能力最强。近曲小管主要功能是重吸收过滤液中的水和钠盐,占 80％左右。蛋白质和葡萄糖全量被吸收。但近曲小管对葡萄糖的重吸收有一定限度。在正常血糖浓度(5.3～6.7 mmol/L)时,近曲小管可将葡萄糖全部重吸收入血。当血糖浓度过高,超过近曲小管对葡萄糖重吸收极限时,此时尿中即可出现葡萄糖,称为糖尿。

2.髓袢的功能

髓袢的重吸收形式为继发主动重吸收。吸收的主要物质为 Na^+、Cl^-、K^+ 和 H_2O。重吸收量占肾小球滤过液的 15％～20％。该部位的重吸收与尿的稀释与浓缩关系极为密切。

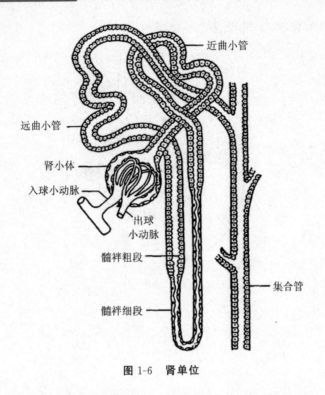

图 1-6　肾单位

3.远曲小管和集合小管的功能

远曲小管和集合小管对 Na^+ 和 Cl^- 的重吸收较少,约占滤过 Na^+ 和 Cl^- 的 12%,并且在重吸收 Na^+ 和 Cl^- 同时多伴有 K^+ 和 H^+ 的分泌。由于远曲小管和集合管对重吸收功能受体液因素调节,所以该处对离子及水的重吸收是依据机体内环境状态而决定的,对终末尿的质和量起决定性作用。

三、肾脏维持机体水电解质和酸碱平衡的作用

(一)肾脏对维持机体水平衡的作用

机体保持水的平衡,就是指机体每天从外界摄入的水量和从体内排出的水量大致相同。正常情况下处于动态平衡之中,这种进出水量的动态平衡。是保持机体内环境理化因素相对稳定的必要条件,同时也是保持机体各组织的正常含水量所必需。机体水分的来源主要是从食物和饮料(每天约 2 000 mL)及体内食物氧化代谢所产生(约 500 mL)。机体排出水分有四条途径。

(1)通过肾脏以尿液的形式排出,每天尿液 1 500 mL 左右,肾脏对维持血浆渗透压衡定起着重要的作用,正常血浆渗透压为 300 mOsm/L,当体内水分过多,机体渗透压降低,肾脏排出稀释尿,尿量增多而比重下降。相反,当血浆渗透

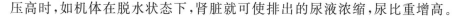

压高时,如机体在脱水状态下,肾脏就可使排出的尿液浓缩,尿比重增高。

(2)肺排出水汽,成人每天排出 300～400 mL。

(3)皮肤蒸发与出汗:冷天皮肤蒸发 300～600 mL 水分。

(4)消化道每天排出水分约 150 mL,由此,每天的摄水量与排出保持着相对平衡。

(二)肾脏维持机体电解质平衡的作用

钠、钾、氯的摄入量和排出量是经常保持动态平衡的。成人每天摄入的氯化钠一般在 3.5～4.5 g,氯化钾为 2～3 g。肾脏在钠、钾、氯的排出过程中特别重要。临床上对尿钠的排出规律概括为多进多排,少进少排,不进不排。对钾的排出规律概括为多进多排,少进少排,不进也排。氯的排出和摄入,一般是同钠联系在一起的。通过肾脏的有效活动,不仅使血浆和组织间液中的电解质浓度能够保持相对稳定,而且由于细胞外液与细胞内液之间不断地进行水和离子的交换,因而也就使得这两大部分体液之间有可能保持电解质和渗透压的动态平衡。

钙磷代谢:骨组织是钙和无机磷在机体内的最大储藏库。钙和磷的来源主要从食物中摄取。正常人血清钙含量为 2.25～2.75 mmol/L,血清中磷的含量为 0.96～1.62 mmol/L。血清中钙约有 1/2 以游离的钙离子形式存在,这是血清钙发挥生理作用的主要形式。钙离子能降低神经肌肉的兴奋性,当钙过低时,则导致抽搐现象,血钙过高时则神经肌肉兴奋性降低,表现为肌肉软弱无力。

钙和磷的排出是由肾脏随尿排出的。钙约占 20%,磷约占 60%,其余 80% 左右的钙和 40% 左右的磷,则由大肠随粪便排出。从数量上来看,肾脏排出的钙和磷百分比虽然并不很高,但对保持血浆钙和磷的正常浓度起着重要作用,特别是尿磷的排泄关系较大。钙磷代谢经常处于激素的调节中;如甲状旁腺素,降钙素和维生素 D 等。

(三)肾在调节体液酸碱平衡中的作用

1.血浆酸碱的产生

正常人血浆 pH 在 7.35～7.45 波动,人体组织在代谢过程中,不断地产生大量的酸性物质和少量的碱性物质而释放入血液。血浆中酸性物质,二氧化碳是糖类,脂肪和蛋白质等有机化合物分解代谢的主要产物之一。此外,糖代谢的中间产物丙酮酸和乳酸,脂肪代谢的中间产物乙酰乙酸和 β-羟丁酸。机体代谢除了主要产生酸性物质外,也产生一些碱性物质,如氨。另外蔬菜和水果含较多有机盐,如乳酸、柠檬酸和苹果酸的钾盐或钠盐,增加了血浆的碱性。

2.血液缓冲系统的作用

机体酸碱平衡的调节,主要有血液缓冲系统、肺的呼吸和肾脏的调节作用三个方面。

(1)血液缓冲系统的作用:体内每一种缓冲体系都由一种弱酸和其相应的盐所组成,血液中较重要的缓冲对有下列几种。①血浆:$NaHCO_3/H_2CO_3$,Na_2HPO_4/NaH_2PO_4,Na-蛋白质/H-蛋白质。②红细胞:KHb/HHb,$KHbO_2/HHbO_2$,$KHCO_3/H_2CO_3$,K_2HPO_4/KH_2PO_4。

进入血液中的固定酸,主要是由缓冲体系 $NaHCO_3/H_2CO_3$ 所缓冲。对硫酸,磷酸,乳酸,乙酰乙酸,β-羟丁酸等固定酸的缓冲方式如下:

$$NaHCO_3 + 乳酸-H \rightarrow H_2CO_3 + 乳酸-Na$$

这样,酸性较强的固定酸就变成了酸性较弱的挥发性酸。由于血浆 $NaHCO_3/H_2CO_3$ 缓冲体系最为重要,因此血浆的 pH 主要取决于此两种物质的浓度比例,已知 H_2CO_3 的 $pK_a = 6.1$,所以血液 pH 为7.4:$pH = pK_a + lg(NaHCO_3/H_2CO_3) = 6.1 + lg\ 20 = 7.4$。

(2)肺的呼吸作用:肺是通过对于 CO_2 的呼出量增减来调节血液 pH 的。肺主要是调节血浆 H_2CO_3 的浓度,肾脏作用主要是调节血浆 $NaHCO_3$ 的浓度,血浆中 $NaHCO_3/H_2CO_3$ 保持20:1是两者共同作用的结果。从而维持着血浆正常的 pH 范围。正常人每天呼出 CO_2 约450 L,可见肺是调节CO_2 机体酸碱平衡的重要器官之一。

(3)肾脏对酸碱平衡的调节作用:机体组织代谢所产生的固定酸类进入血液时,肾脏排除固定酸保留碱储备方而起着重要作用。H^+-Na^+ 交换和 $NaHCO_3$ 的再吸收作用,正常人血浆和原尿中的 pH 均为7.4,而终尿的 pH 常接近6,当体内酸的来源增加时,尿 pH 可降低到4.5左右。肾小管上皮细胞中含有丰富的碳酸酐酶,能使 CO_2 和 H_2O 结合成 H_2CO_3。H_2CO_3 再电离出 H^+ 和 HCO_3^-。H^+ 分泌入肾小管腔内与原尿中的 Na^+ 进行交换。例如,机体代谢产生的固定酸在血浆中被缓冲成固定酸的盐,如碱性磷酸钠,乳酸钠,乙酰乙酸钠和β-羟丁酸钠等,这些盐经肾小球过滤形成原尿。肾小管上皮细胞所分泌的 H^+ 就与这些固定酸的钠盐进行 H^+-Na^+ 交换,生成的酸性磷酸钠,乳酸、乙酰乙酸和β-羟丁酸等随尿排出。

此外,血浆中 $NaHCO_3$ 经肾小球滤过进入原尿,但通过肾小管的活动,在尿呈酸性反应的条件下,所滤过的 $NaHCO_3$ 几乎全部回收入血。

肾还有控制血浆酸度的作用,即产生大量的氨,用来中和强酸,一方面保留钠,另一方面排出酸。血液内谷氨胺是氨基酸的主要来源,在脱氨酶的作用下,经过脱氨作用产生氨。氨是在远曲管细胞内产生的。小管内氨很容易透过细胞扩散到在尿中氨产生后吸收一个分子的氢成为铵盐,即 $NH_3 + H^+ \rightarrow NH_4$,使之中和酸而保钠,如硫酸钠被碳酸氢铵中和后,其反应公式如下:

$$NaSO_4 + 2NH_4HCO_3 \rightarrow (NH_4)_2SO_4 + 2NaHCO_3$$

正常肾脏能产生 $300\sim400$ mmol 的氨,由于氨中和酸的作用,每天能保留 $30\sim50$ mmol 的碱。肾脏有病时,谷氨酰胺酶的含量减少,氨的产量因之不足,在这样的情况下,游离酸在血液中增加,而引起酸中毒。肾小管内氨和尿中有感染时产生的氨是不同的,后者是由细菌分裂尿素所产生的。

综上所述,肾脏在维持体内水和电解质平衡中起着极为重要的作用,肾调节水和电解质的作用是与内分泌的功能分不开的,除神经垂体血管升压素(抗利尿激素)外,还有肾上腺皮质激素,主要是醛固酮,它能促进肾曲小管各段和集合管对钠的重吸收,促进远曲和集合管分泌钾,以与肾小管中的钠交换。

第三节 输 尿 管

输尿管是一对扁而细长的肌性管道,起自肾盂末端,终于膀胱,成人长 $25\sim30$ cm,右侧比左侧短约1 cm。解剖学上将输尿管分为腹段、盆段和壁内段,腹段和盆段以骨盆上口平面为界限。临床常将输尿管分为上段(骶髂关节上缘以上)、中段(骶髂关节上下缘之间)和下段(骶髂关节下缘以下),其分段并非以解剖结构为依据,而与选择手术路径有关。

一、输尿管的分段及毗邻

(一)输尿管腹段

起自肾盂,沿腰大肌前面斜行向外下走行,内侧为脊柱,外侧为侧后腹壁。输尿管开始走行于精索或卵巢血管的后外侧,抵达腰大肌中点的稍下方处(相当于 L_3 椎体水平),以锐角转向精索或卵巢血管的后内侧,在相当于 L_5 横突水平与之以锐角交叉。以该交叉点为分界,交叉点以上的称为输尿管腰段,以下的部分为输尿管髂段。左输尿管上部位于十二指肠空肠曲右端、降结肠的后面,左侧结肠血管由其前方越过;在骨盆上口附近,经过乙状结肠及其系膜的后方向下走行;进入骨盆腔时,经过左髂总血管下端的前面。右侧输尿管的上部走行于十二指肠的血管前方;在骨盆上口的附近,经过肠系膜根部的下方和回肠末端的后方下行;进入骨盆时,经过髂外动脉的前方。

(二)输尿管盆段

输尿管盆段较腹段短,起自骨盆上口相当于其与髂血管交叉处的稍上方,沿盆腔侧壁向下后外方走行,经过髂内血管、腰骶干和骶髂关节的前方或前内侧,跨过闭孔神经和血管,在坐骨棘水平转向前内方,离开盆侧壁,经盆底上方的结缔组织直达膀胱底。以坐骨棘为分界点,以上部分称输尿管壁部,以下部分为脏部。男性与女性的输尿管脏部走行有明显的不同:男性的输尿管先向前、内和下方,经直肠前外侧壁与膀胱后壁之间,贴近直肠侧韧带,在输精管的后外侧与其呈直角相互交叉,然后至输精管的内下方、经精囊腺顶端的稍上方,从外上向内下方斜穿膀胱壁,开口于膀胱三角的外侧角;女性的输尿管向前、内下方,行经子宫阔韧带基底附近的结缔组织,至子宫颈和阴道穹隆的两侧,距子宫约 2.5 cm 处,从子宫动脉的后下方绕过,在子宫颈阴道上部外侧 2 cm 处向前行进,然后斜向内侧,经阴道前面至膀胱底。输尿管经阴道前面时两侧的走行有一定的差异。由于子宫多向一侧倾斜,因此输尿管与阴道前壁接触的范围更广泛。

(三)输尿管壁内段

指斜行在膀胱壁内的输尿管,长约 1.5 cm。当膀胱充盈时,壁内段与膀胱逼尿肌在输尿管末端形成的 Waldeyer 鞘有阻止尿液反流的作用。如果输尿管壁内部过短、肌组织发育不良、壁内部发生炎症水肿,或脊髓损伤影响其神经支配时,可发生尿液反流。儿童由于输尿管壁内部较短,易发生膀胱输尿管反流现象。随着生长发育,壁内部输尿管的延长,肌层的不断增厚,大部分儿童膀胱输尿管反流现象会逐渐消失。

二、输尿管的形态

输尿管的直径粗细不均,有明显的生理性狭窄和膨大,平均直径为 0.5～1.0 cm。存在三个明显的生理性狭窄:肾盂与输尿管移行处、输尿管跨过髂血管处或越过小骨盆上缘处、输尿管膀胱壁内段(图 1-7)。

输尿管的走行并非垂直下行,其全长有三个弯曲。第一个弯曲称肾曲,位于输尿管的上端。第二个弯曲称界曲,在骨盆的上口处呈 S 形,由向下的方向斜转向内,过骨盆上口后转向下方。第三个弯曲称盆曲,由斜向内下方,转向前下方,突向后下方。

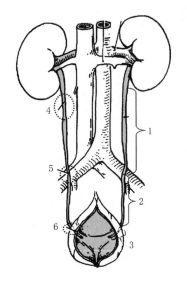

1.腹段；2.盆段；3.壁内段；4.第一狭窄：输尿管起始处；

5.第二狭窄：跨过髂血管处；6.第三狭窄：膀胱壁内。

图 1-7 输尿管分段及狭窄

三、输尿管的组织结构

输尿管管壁分为3层，最外为筋膜组织，包围着整个肾盂和输尿管，其中有丰富的血管和神经纤维；中间为肌层，有3层肌肉，最外层为纵行肌、中层为环状肌；最内层为黏膜层，和肾盂及膀胱黏膜相延续。

四、输尿管的血管

（一）输尿管的动脉

输尿管的动脉来源较广，不同区段的输尿管接受供血的动脉不同。输尿管腹段主要接受肾动脉的分支供血，右侧略多左侧；除肾盂附近以外，动脉分支大多经输尿管的内侧进入输尿管壁。输尿管盆段的动脉分支男女来源有所不同，除了来源于附近动脉（如腹主动脉、髂总动脉的分支）以外，男性还可来自睾丸动脉，而女性则可来自卵巢动脉和子宫动脉的分支，大部分供血动脉从输尿管内侧或外侧进入输尿管壁，从输尿管前面或后侧进入者较少。输尿管壁内段血供常来源于膀胱下动脉的分支。

（二）输尿管的静脉

输尿管的静脉汇入上述的同名动脉，最后一般回流入肾静脉、睾丸静脉（女

性则为卵巢静脉)和髂内静脉等。

五、输尿管的淋巴回流

输尿管的淋巴回流始于黏膜下、肌层和外膜的淋巴丛,彼此间存在吻合。输尿管腰段淋巴管与肾淋巴管相连,或直接注入主动脉旁(腰)淋巴结,腹段输尿管的其余部分注入髂总淋巴结,输尿管盆部则注入髂总、髂外和髂内淋巴结。

六、输尿管的神经支配

输尿管神经丛由肾丛、主动脉丛、肠系膜上丛和肠系膜下丛的神经纤维组成,中枢位于第 10 胸髓至第 1 腰髓水平和第 2~4 骶髓水平。输尿管神经为自主神经,起源于交感神经与副交感神经,输尿管的蠕动可由类似交感神经及副交感神经的药物来改变。

第四节 膀 胱

一、膀胱的解剖

(一)膀胱的形态

膀胱是储存尿液的器官,位于耻骨联合后方,盆骨的前部,其形态、大小、位置与储尿量的多少有关。成人排空的膀胱呈扁圆形,经解剖固定的膀胱标本,呈圆锥形,平面向上,两侧面向下,倒立于骨盆腔内。锥体尖顶直对耻骨联合上缘后面,称为膀胱顶,底部膨大,向后下方,称膀胱底,顶和底之间的部分称膀胱体(图 1-8)。

(二)膀胱壁的构成

膀胱壁可分为五层:浆膜层、浆膜下层、肌层、黏膜下层和黏膜层。

浆膜层即盖于膀胱上面的盆底腹膜,浆膜下层是脂肪蜂窝组织,在膀胱顶部仅极薄的一层,使腹膜与肌层疏松地相连。手术时可分离这部分腹膜。在膀胱恶性肿瘤手术可连同腹膜和膀胱一起切除。

膀胱肌层由逼尿肌和膀胱三角部肌肉两部分组成,逼尿肌由网状平滑肌纤维相互连续交叉所构成,在接近膀胱颈部时,肌纤维明确排列为三层,内外层为纵行肌,中层为环行肌,环状肌厚而有力。

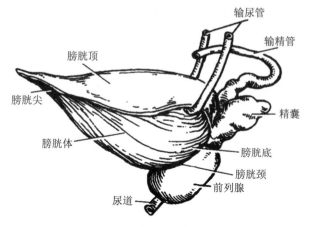

图 1-8 膀胱左侧面观

膀胱三角肌,肌肉较厚,由两侧输尿管纵肌向内向下连续组成。输尿管纵肌纤维向下做扇形展开。内侧肌纤维与对侧输尿管肌纤维形成输尿管间嵴。两侧输尿管口肌肉则沿膀胱三角向下前面伸展到后尿道,这一肌肉称为 bell 肌,输尿管纵肌左右交叉形成膀胱三角区底部。黏膜下层,是有丰富的血运的疏松结缔组织,使肌层及黏膜层疏松的联合。黏膜层为移行上皮细胞所构成,由于膀胱有伸缩性,因此膀胱的层次和表层的形态因膀胱的伸缩而变化。由于有疏松的黏膜下层的结构,当膀胱空虚时,黏膜可皱褶互相叠起,充盈时皱襞消失。

(三)膀胱三角区

膀胱内腔可分成三角区、三角后区、颈部、两侧壁及前壁。膀胱三角区是膀胱内腔的主要部分,膀胱的大部分病变都发生在三角区两侧壁及颈部。两输尿管口之间连线为三角区底线。膀胱三角区黏膜的特点是在膀胱空虚仍保持光滑状态,此处是肿瘤和结核好发部位。

(四)膀胱与腹膜的关系

腹膜疏松的覆盖在膀胱顶部及其两侧。覆盖在膀胱顶部的腹膜自其两侧向膀胱底部反折到盆底,在男性延伸到精囊和输精管,成为直肠膀胱窝,然后再向直肠反折,在女性则自子宫前壁反折到直肠。

(五)膀胱固定

膀胱的固定,主要的是其底部固定在前列腺和尿道上,而后者又紧密地同尿生殖膈相连。膀胱前面有耻骨前列腺韧带,其侧面有肛提肌的反褶,这些肌腱对膀胱均起到支架作用。

(六)膀胱的血供、淋巴回流和神经支配

膀胱的动脉来自髂内动脉前支的上下动脉，闭孔动脉，以及痔中，阴部内动脉分支等。膀胱上动脉供应膀胱上侧壁，膀胱下动脉供应其底部，前列腺及下1/3尿道。在女性有子宫动脉、阴道动脉分支供应膀胱。膀胱静脉不伴随动脉，膀胱静脉网分布在膀胱壁层，主干走向底部静脉丛。在男性膀胱和前列腺之间静脉丛汇合，回流到髂静脉内。膀胱淋巴回流到髂外、髂内和骶部淋巴结。膀胱神经支配由交感神经、副交感神经和躯干神经均参与膀胱生理性排尿活动。交感神经来自第12胸椎和第2腰椎髓段腹下神经，它是由骶前神经和腹下神经丛联合组成内盆神经入膀胱。副交感神经起源于第2、3、4骶脊髓段，彼此联合成为盆神经进入膀胱。

二、膀胱的排尿功能

膀胱是一个中空的肌性器官，主要由平滑肌构成。膀胱平滑肌称为逼尿肌，膀胱的逼尿肌具有稳定性、顺应性和节律性、收缩性等生理特征。膀胱的功能是储存尿液和间歇性排尿。在正常情况下，尿液在膀胱内积存到一定程度时，才引起反射性排尿活动，将尿液排出体外。膀胱的排尿活动是受意识控制的。

膀胱与尿道连接处为内括约肌，属平滑肌，其外部为外括约肌，属骨骼肌。膀胱和括约肌的功能是受神经系统支配的，有三对传出神经与排尿活动有关；腹下神经（交感神经），起自脊髓胸段第12节和腰段第1～2节的侧柱，支配膀胱、前列腺和尿道内括约肌；当腹下神经兴奋时，其传出冲动能使膀胱逼尿肌松弛，尿道内括约肌收缩，从而阻止排尿。盆神经（副交感神经），起自脊髓底段第2～4节的侧角，支配膀胱逼尿肌和内括约肌，当该神经兴奋时，其传出冲动使膀胱逼尿肌收缩，尿道内括约肌松弛，从而促使排尿。阴部神经（躯体神经），起自脊髓底段第2～4节的前角细胞支配会阴的骨骼肌和尿道外括约肌，其活动受意识控制。当它兴奋时，能使外括约肌收缩阻止排尿。在这些神经中，还混合有起自膀胱和尿道的感觉纤维。

正常的排尿活动受到神经的调节，排尿系一反射动作，但排尿的初级中枢是受大脑控制的，故排尿活动可以随意进行。如在正常情况下，成人有尿意时，可引起排尿动作，而排尿动作亦可随意被抑制。排尿开始后亦可以因外括约肌收缩而被中断，直到有适当的排空机会时，抑制被解除，排尿活动才自动发生。

排尿反射系当膀胱储尿达到一定程度时，膀胱内压显著上升，膀胱被动扩

张,于是刺激了膀胱壁内牵张感受器,冲动经盆神经感觉纤维传入,引起脊髓骶段的排尿中枢兴奋,脊髓排尿中枢的兴奋则经运动纤维传出,从而引起膀胱逼尿肌强有力的收缩。膀胱内压增加使尿液驱出膀胱。

第五节 尿 道

一、男性尿道的局部解剖

成人男性尿道长 16～20 cm,呈乙字状弯曲,全长分为三个部分:前列腺部、膜部及海绵体部。海绵体部又可分为尿道球部和尿道阴茎体部,临床上将海绵体部尿道称为前尿道,将膜部及前列腺部尿道称为后尿道(图 1-9)。

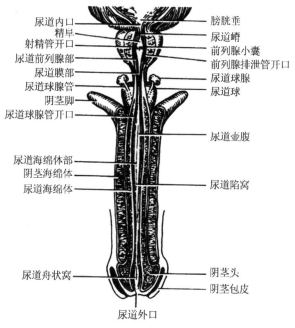

图 1-9 男性尿道额状切面(前面观)

(一)尿道的前列腺部

自尿道内口穿过前列腺,达尿生殖膈上筋膜,其侧壁上有一凹起,即精阜,其上正中有一隐窝,称前列腺囊。囊的两侧有射精管开口,前列腺管开口于精阜两旁的沟中。

(二)膜部

在会阴深袋中，为尿道外括约肌所围绕，是三部分中的固定部。

(三)海绵体部

或称阴茎部，自尿生殖膈下筋膜至尿道外口处，与膜部相接处管腔最大，称尿道球部，有尿道球腺的导管通入其中，在接近尿道外口处，管腔又复扩大，称舟状窝。在此段尿道黏膜及黏膜下层中有利特来(Littre)腺存在。

尿道内径不一，为5～7 mm，全长有三个狭窄、三个膨大和两个弯曲，狭窄部分分别是尿道内口、尿道膜部及尿道外口，膨大部分分别是前列腺部、尿道球部及尿道舟状窝。膨大部位是结石易于停留之处，成人正常的尿道可通过直径10 mm的器械。

尿道全程有两个弯曲，第一个弯曲位于尿道膜部，即自尿道内口至耻骨联合下方，所形成的一个凹面向上的固定弯曲，称之为耻骨下弯，其弯不能人为地将其拉直；第二个弯曲位于耻骨前部，即阴茎体(可动部)与阴茎根(固定部)的移行处，呈一凹面向下的可变弯曲，称之为耻骨前弯，当阴茎向前提向腹壁时，耻骨前弯即消失。在导尿或经尿道将器械插入膀胱时，应注意上述弯曲，轻缓操作，不可粗暴，以免损伤尿道。

尿道在不同的部位损伤，可在相应部位引起尿外渗。当尿道外伤在尿生殖膈以上发生破裂时，尿液将渗于腹膜外间隙内，若尿道膜部破裂，尿液遂渗入会阴深袋内，该处筋膜坚强且无裂隙与周围相通，故尿液不易向外扩散。如尿道球部破裂时，尿液即渗入会阴浅袋内，由于会阴浅筋膜向上包绕阴囊、阴茎并越过耻骨联合与腹下部浅筋膜的深层相续，因此尿液渗入浅袋内后，除向阴囊、阴茎蔓延外，并可向上扩散至腹前壁。假如尿道破裂在海绵体部，由于阴茎筋膜仅包被所有海绵体，故渗出的尿液可以局限于阴茎的范围内。

二、女性尿道的局部解剖

女性尿道短而直，位于耻骨联合的下缘水平，平均3～5 cm，较男性易于扩张，尿道起始部较男性为低，其走行方向几乎成直线，向前下方穿过尿生殖膈而开口于阴道前庭。女性尿道的前面，在尿生殖膈以上的部分有阴部静脉丛，在尿生殖膈以下的部分，是两侧阴蒂会合之处，尿道后面贴近阴道前壁，二者之间借尿道阴道隔紧密结合。

第二章

肾血管性疾病

第一节　肾血管性高血压

世界卫生组织定义为在成人中收缩压高于21.3 kPa(160 mmHg)和/或舒张压高于 12.7 kPa(95 mmHg)。12～15 岁少年血压正常值是 17.3/10.7 kPa(130/80 mmHg)。仅仅发现肾动脉病变并不能充分证明其导致了患者的高血压,这种病变必须引起显著的功能改变(即它必须降低肾脏供血以致能激活肾素的释放,产生肾血管性高血压)。所以,1 个更具实际意义的肾血管性高血压的定义是高血压由肾动脉病变引起并可在修补血管病变后或者切除病变肾脏后而缓解。

一、病因

引起肾动脉疾病的两种主要的病理类型是动脉粥样硬化(ASO)和纤维增生异常(FD)。

大约70%的肾血管病变是由动脉粥样硬化造成。这种疾病可能局限于肾动脉但更常见的是全身动脉粥样硬化的表现,可累及腹主动脉、冠状动脉、脑血管和下肢血管。粥样硬化的狭窄常发生于肾动脉近端 2 cm 处,远端动脉或者分支累及并不常见。由于这些病变位于血管近端,主动脉的斜位观常常可以充分地显露狭窄部位。病变累及动脉内膜,在 2/3 的病例中有偏心性的斑块。血管环状受累,管腔变窄,内膜被破坏。脱落的血块常常使疾病变得复杂,有时会栓塞整个血管。在肾动脉粥样硬化的患者中,有 42%～53%将发生进展的动脉阻塞,常常是在影像学随访的前两年内发生。研究中,进展为完全肾动脉阻塞的发生率为 9%～16%,在一开始就存在高度狭窄的动脉中其发生率更高。

发生于儿童和年轻人中的原发内膜纤维组织增生大约占了纤维性病变总数

的 10％。这种病变以内弹性层被胶原沉积为特征。原发的内膜纤维组织增生的血管造影显示出平滑但相当局限的狭窄，常常累及血管的近端或中部或它的分支。其血肿可能扭曲狭窄区域。进行非手术治疗时，病变会进展为肾动脉梗阻和肾的缺血性萎缩。严重的内膜纤维组织增生可能随之在对侧肾动脉出现。尽管原发内膜纤维组织增生最常见于肾动脉，但它也可能累及全身如颈动脉、上下肢血管及肠系膜血管。

中层纤维组织增生是最常见的纤维病变，占总数的 75％～80％。它往往发生于 25～50 岁的女性并常累及双侧肾动脉。它也可能累及其他血管，最常见的是颈动脉、肠系膜动脉和髂动脉。在非常严重的病变中，可以看到巨大的动脉瘤。

中层外纤维组织增生主要发生于 15～30 岁年轻女性。它占纤维化病变总数的 10％～15％，仅发生于肾动脉。这是一种严重的狭窄病变，病理学上由高密度的胶原环组成，以不同的长度和厚度包裹肾动脉。还可形成继发性内膜纤维组织增生，使动脉内腔进一步被压缩。

纤维肌性增生是一种非常罕见的疾病，仅占纤维病变的 2％～3％，常发生于儿童和年轻人。它是唯一一种平滑肌细胞真性增生的肾动脉疾病。增厚的肾动脉血管壁可见大量增生的平滑肌和纤维组织。血管造影上，纤维肌性增生可见肾动脉及其分支平滑狭窄，但无法与内膜纤维组织增生相区分。

二、病理生理

(一)肾素-血管紧张素-醛固酮系统生理学

肾素-血管紧张素-醛固酮系统对于维持动脉血压和细胞外液容量有着重要作用。该系统的主要成分是血管紧张素原、肾素、血管紧张素转化酶和不同的血管紧张素，其中最重要的是血管紧张素Ⅱ。血管紧张素Ⅱ是一种通过增高外周血管阻力从而增高血压的强效血管收缩剂。而且，血管紧张素Ⅱ通过刺激醛固酮的合成进而直接刺激钠的重吸收。肾素-血管紧张素-醛固酮系统的首要作用是维持组织灌流，尤其是在低血压的情况下。血管紧张素转化酶作用于血管紧张素Ⅰ产生血管紧张素Ⅱ，血管紧张素Ⅱ产生广泛多样的对血管和肾的即刻和延迟作用并刺激肾上腺皮质产生醛固酮。

(二)肾血管性高血压的病理生理学

在动物模型中证实，1 个肾脏的肾动脉被钳夹将导致肾缺血。由于肾低灌注导致肾素-血管紧张素-醛固酮系统活化，导致广泛的血管收缩和全身性高血压。肾上腺皮质同样被激活,导致继发性的高醛固酮血症并通过血管狭窄的肾脏增加钠潴留。这是肾血管性高血压的早期反应并完全由高循环水平的血管紧张素Ⅱ介导。对侧正常的肾受到高于正常的灌注压作用使肾素分泌减少及"压力性"尿钠增多,排出比正常水平更高的水和钠。来自对侧正常肾脏的肾静脉肾素(RVR)与动脉中的肾素量相等,表明没有肾脏分泌肾素。在这种方式下,两肾作用互相对抗,正常的肾脏阻止全身性血压和钠容量增高到足以抑制血管狭窄肾脏肾素分泌的程度。单侧缺血的肾脏肾素释放增加而对侧正常的肾脏肾素释放受抑制,血管狭窄的肾脏导致钠潴留,而对侧正常肾脏钠排出增多;依赖血管紧张素Ⅱ诱导血管收缩产生高血压。因此,松开被钳夹的缺血肾脏的血管,或使用血管紧张素转化酶抑制剂(ACEI)、血管紧张素Ⅱ拮抗剂都会引起显著的血压下降。

人体中单侧肾动脉狭窄引起肾素-血管紧张素-醛固酮系统活化时,一系列相似的事件跟着发生,包括导致高血压和继发性醛固酮增高症,有时还能导致低钾血症。慢性期时血压增高由对侧肾脏的肾实质损害造成,在进入慢性期前通过血管再造或肾切除术解除狭窄病变,可以使缓解高血压的机会明显增加。

由肾动脉狭窄引起的第2个同样重要的问题是肾功能恶化,称之为缺血性肾病。这是一种通过不同的病理生理学机制发生的临床综合征,在血压不高的情况下也能发生。缺血性肾病是所有有功能的肾组织长期低灌注的结果。它发生于双侧严重的动脉狭窄及功能上或解剖上的孤立肾脏的动脉狭窄。作为慢性缺血结果的肾损伤的病理生理学机制现在我们还知之甚少。这种损伤不是简单的由于缺乏氧和营养物质引起的细胞死亡,因为肾的需氧量从来不会超过它的供应量。研究急性肾缺血效应的实验不能用来解释慢性缺血性肾损伤。缺血性损伤要发生,肾血流量的减少必须超过肾脏的代偿能力。当肾灌注压降低至9.3~10.7 kPa(70~80 mmHg)时,肾脏的自我调节不能维持正常的肾小球滤过。这种情况发生于肾动脉管腔狭窄程度达到原管腔直径的70%以上时。此时,狭窄变得具有血流动力学的显著性意义,引起GFR的逐渐衰退并伴有血清肌酐水平增高。

肾血流量减少使RAAS活化产生血管紧张素Ⅱ,后者通过使出球小动脉收缩来维持毛细血管静水压和肾小球滤过。肾血流量减少同样可以导致血流在肾脏内重新分配,即减少肾皮质的血流量以防止肾髓质缺氧。

肾脏慢性缺血性损伤发生的确切机制还不清楚,但肾脏慢性缺血导致的肾脏结构的改变已有所认识。肾小管改变常常比较显著,表现为斑片样的小管坏死和萎缩。肾小球体积变小及皱缩和 Bowman 帽增厚,常可见局部或整体的肾小球硬化及肾小球旁器细胞增多。另外像高血压、糖尿病和高脂血症都可以引起血管病变,出现小动脉壁增厚和透明变性。

三、临床表现

高血压发病年龄在 30 岁以前或者在 55 岁以后更常见与肾血管性疾病相关,典型的是年轻患者出现 FD 和年龄>55 岁患者出现 ASO。

高血压突然发病和持续时间短常常和肾血管性高血压相关;它们可能同样与治疗后更容易痊愈相关。使用了 2～3 种药物后高血压仍难以控制更可能与肾血管性疾病相关。高血压突然加重或者以前轻度或易控制的高血压突然变得难以控制同样提示在已有的原发性高血压的基础上产生了肾血管性高血压。进展性的、恶性高血压或者高血压危象更常与肾血管性高血压而不是与原发性高血压相关。高血压伴发肺水肿发作,有全身性的粥样硬化性疾病的证据或肾功能逐渐受损同样提示肾血管性高血压。

体格检查时,提示肾血管性高血压的线索包括严重的高血压,上腹部杂音(包括收缩期和舒张期的双相杂音),严重的高血压性视网膜病(Ⅲ级或Ⅳ级)。

四、诊断

肾动脉狭窄的诊断应该根据主要的临床特征。强烈怀疑肾动脉疾病的患者应该直接进行动脉血管造影(碘化造影剂或者二氧化碳)。而轻度或者中度可疑肾动脉狭窄的患者应该进行非侵入性影像学检查,如多普勒超声,MRA 或者 CTA。诊断程序的选择应根据患者肾功能的水平(氮质血症患者多普勒超声比 CTA 更适合)和不同中心各种检查方法的费用。对非侵入性检查的阳性发现应该进行确定性的检查,并通过动脉血管造影得出治疗方案。对阴性结果应该用各种技术方法的局限性来解释,如果怀疑是技术性原因那么再选择进一步的非侵入性检查,但临床上轻度可疑的患者如果检查方法非常完善,就无需进一步的检查。

怀疑肾血管性高血压患者有不同的诊断方法,对肾素-血管紧张素-醛固酮系统(RAAS)的功能性评估是可行的,并通常作为在解剖学诊断之前的第一步。这些用来筛查或选择需要进一步检查的步骤根据不同的中心而不同,这些年来检查步骤已经发生了改变,主要是归功于可靠的非侵入性影像学检查的出现。

根据临床发现,怀疑有肾血管性高血压的患者应该分为低、中和高度怀疑。像缺血性肾病患者,如果高度怀疑肾血管性高血压应该直接进行血管造影检查,即使其他检查结果阴性也需要进行血管造影检查。在双侧病变的情况下,肾静脉肾素分析能够用来定位更加缺血的一侧。

轻度或中度怀疑肾血管性高血压的患者较为复杂,在这种情况下,进行卡托普利肾图检查作为初步检查应该是合理的。阳性结果就应该进一步检查,通过血管造影来做最后诊断。临床上低度怀疑并且技术也很满意的阴性结果就无须进一步检查。如果技术上不满意,就应该采用另一种无创的检查(如多普勒超声)。这些检查(多普勒超声、MRA、CTA)不提供功能上的信息和介入治疗后能否治愈的预测。目前,对病变解剖上的证实和治疗方案的制订仍需要动脉血管造影。

肾素分析的作用已经显著下降。卡托普利试验几乎很少用于肾血管性高血压的诊断。在非侵入性检查显示出狭窄所在之前,肾静脉肾素分析几乎不用来诊断肾血管性高血压,其作用是当双侧病变时定位那一侧肾脏更加缺血。

(一)实验室检查

轻度蛋白尿的存在也常见于肾血管性高血压。在全身性 ASO 中氮质血症伴有或不伴有高血压时都强烈提示肾动脉原因。低钾血症(血清钾<3.4 mEq/L)尤其是在缺乏利尿剂时强烈提示肾血管性高血压导致的继发性高醛固酮血症。16%的肾血管性高血压患者可发现有低钾血症。

(二)特殊检查

常用的检查包括静脉肾盂造影、超声、外周血浆肾素活性测定、卡托普利试验、放射性核素肾扫描(用或不用 ACEI)。目前出现了一些新的非侵袭性的检查方法,很大程度上可以替代上述提到的方法,包括多普勒超声成像、磁共振血管成像、CT 动脉成像,但主动脉和肾血管造影仍然是诊断肾动脉狭窄的"金标准"。

对怀疑肾血管性高血压患者的诊断性评价是不同的,有一些方法可以对肾血管性高血压提供功能性的诊断,这些检查(血肾素活性、卡托普利试验、肾静脉肾素分析)可以诊断肾素-血管紧张素-醛固酮系统的高活性,但对于肾动脉的受损不能提供解剖上的信息。通过动脉造影得到肾动脉受损程度的信息可以指导治疗方案的制订。一些非侵袭性的检查(多普勒超声、磁共振动脉成像和螺旋CT 动脉成像)对于那些怀疑肾血管性高血压而功能性检查没有异常的患者可以在血管造影之前使用。

1.外周血浆肾素活性

外周血浆肾素活性(PRA)检测是一项用来诊断 RAAS 活性的功能性检查。

最初用来筛查肾血管性高血压,但是它不提供解剖学信息并对诊断缺血性肾病没有价值。为了从这项检查中得到有用的信息,所有的抗高血压药物都应该停止使用 2 周,并且应该标注出患者的摄钠量。患者早晨起床活动 4 小时后中午采血。当这项检查如上述标准化后,它的灵敏度和特异度分别可以达到 80% 和 84%。这项检查有着很大的局限性,限制了它的广泛运用,16% 原发性高血压的患者 PRA 是增高的,而 20% 有肾血管性高血压的患者 PRA 却是正常的。

卡托普利试验:在口服卡托普利前后测量外周血浆肾素活性即为卡托普利试验。这个检查的原理是在服用 ACEI 类药物后,肾血管性高血压的患者比原发性高血压的患者有着更高的 PRA。患者可以继续服用 β 受体阻滞剂类药物,但是所有的利尿剂和 ACEI 类药物在试验前必须停服 1 周,同时需要正常或者高盐饮食。在测量血压稳定后,在服用卡托普利前后抽血位置要相同。通常使用 25 mg 卡托普利口服,服用药物 1 小时后再抽一次血。

符合以下所有标准作为阳性结果:服用卡托普利后 PRA > 12 ng/(mL·h),绝对增高值 > 10 ng/(mL·h),并且比基线增高 4 倍[如果基线 PRA > 3 ng/(mL·h),那么增高 150%]。这个检查通常是安全的,最大的危险是那些高肾素血症同时又血容量不足的患者可能会出现血压的骤降。总的灵敏度和特异度为 74% 和 89%。由于该试验的低灵敏度使得它不能作为肾血管性高血压的筛查试验。卡托普利主要的作用是用来排除肾血管性高血压,适用于临床上需要排除此类疾病的患者。

2.肾静脉肾素

肾血管性高血压功能性诊断最初的标准是患侧肾脏与对侧相比肾素分泌较多,而对侧肾素分泌则被抑制。任何一侧肾脏净肾素的计算是肾静脉肾素减去肾动脉肾素含量。因为主动脉和下腔静脉内肾素的含量是一样的,因此下腔静脉肾素的含量被用来代替肾动脉的含量。在单侧或双侧肾动脉狭窄中肾静脉肾素分析对确定缺血或者相对缺血严重的肾脏有帮助。在采集血样时要采用仰卧位,并保持中等程度的钠摄入量,双肾静脉和下腔静脉同时采集血样。缺血肾脏肾素的分泌 > 外周血浆肾素的 50% 即可诊断肾血管性高血压。对侧肾脏肾素的抑制(肾静脉 - 下腔静脉 = 0)是正常肾脏对血压增高的适当反应,并可预测血管复通后高血压可以治愈。

3.多普勒超声

肾动脉多普勒超声是一种非侵入性并能够提供解剖信息的检查,能够很好地诊断肾动脉狭窄。联合实时肾脏 B 型超声和彩色脉冲多普勒可以得到腹腔内主要血管的血流速度。肾门处和肾脏实质内的血流速度也可以测量。肾动脉收缩期流速峰值＞180 cm/s 提示肾动脉狭窄（正常收缩期流速峰值平均在 100 cm/s±25 cm/s）。收缩期流速峰值（PSV）被认为是提示肾动脉狭窄最重要的指标。肾动脉和主动脉收缩期流速峰值之比称为肾-主动脉比（RAR）。比值＞3.5 提示重度狭窄（＞60%）。通过多普勒超声得到的诊断分级：正常，轻度狭窄（＜60%），重度狭窄（＞60%）及观察欠满意（不能看到肾动脉等）。

随着多普勒超声仪器和技术的不断进步，诊断的准确性和实用性也将随之提高。这些进步包括能量多普勒成像、三维成像、谐波成像及超声造影剂。能量多普勒成像更加敏感，特别在探查低血流速度时。三维成像使用了计算机技术对于感兴趣的区域形成三维图像。谐波成像能提高那些正在移动的结构的成像，如近端肾动脉。在血液循环中使用可以生物降解的微泡可以提高回声也能增强肾血管的可视性。

4.磁共振血管成像

磁共振血管成像（MRA）是一种非侵入性的能为肾动脉狭窄提供解剖学诊断的方法。MRA 使用的技术为飞行时间和相差。钆-DTPA 可以增强血流信号，从而可以提高主动脉和近端肾动脉的成像。MRA 的优势：非侵入性、非放射性、技术上失败率很低、不使用碘化造影剂，这使得 MRA 也适合于肾功能不全的患者，它可以获得多个方向的影像，还能评估肾脏的大小和功能上的信息，如个体的肾血流和肾小球滤过率。

MRA 成像的质量仅次于血管造影，主要是肾动脉的近端显影而远端却不能成像。身体内有磁性植入物和幽闭恐惧症的患者禁忌该项检查。由于所使用的仪器精密昂贵，它还没有广泛应用。

随着 MRA 技术的进步和经验的积累，准确性和实用性也在不断提高。时间解析成像的运用减低了人工伪影和静脉重叠，增加了空间解析度，反差增强也有所提高。为了增加血管的可视性，钆被尝试着注射入血管。据报道 MRA 的多回波阶梯技术降低了肠管的干扰，提高了血管在三维成像中的对比度。

5.CT 血管成像（CTA）

螺旋 CT 技术的应用使得肾动脉成像成为可能。在注射造影剂后的动脉期，嘱患者屏气，用 2 mm 的层厚扫描肾动脉区域，然后进行轴位三围重建，显示腹主动脉和它的主要分支。主动脉和肾动脉的粥样硬化病变、肾脏外观及实质的损伤都可以看到。螺旋 CT 不具备确定肾动脉主干远端病变的能力，并且一次操作需要大量的碘化造影剂。但是，相对于 MRA，CTA 在费用、便利及广泛应用上更有优势。

6.动脉血管造影

血管造影仍然是肾动脉血管疾病诊断的"金标准",其他各种检查方法都与之比较。现代介入技术(血管成形和动脉内支架)的使用使得血管造影成为一项把诊断与治疗结合起来的操作。但是,血管造影不适宜作为怀疑有肾动脉狭窄患者的初步筛查方法。它费用昂贵,并且不能在门诊实施。它是一项有创性检查,有电离辐射,需要动脉穿刺、动脉导管操作和注射碘化造影剂。

动脉穿刺和操作的并发症包括出血、血肿、夹层、血栓形成、远端动脉粥样硬化斑块栓塞和胆固醇栓塞。碘化造影剂的使用可以增加变态反应和血容量负荷过重的危险。造影剂还可以引起一过性的肾功能损害,特别是在先前存在肾功能不全和糖尿病的患者。

7.DSA(数字减影血管造影)

具有造影剂用量少,导管直径减小的优势。虽然 DSA 的空间解析度不如传统造影,但是相差解析度是有优势的。可以减去骨组织和软组织是一个重要的优势,使 DSA 成为目前最常用的技术。

为了尽量减少碘化造影剂的肾毒性,二氧化碳被用来作为造影剂。静脉一次推注二氧化碳替换了需要成像血管里的血液,使用 DSA 技术和后期增强处理,二氧化碳可以为恰当的成像提供足够的相差。静脉推注的二氧化碳没有毒副作用,可以被肺脏清除。二氧化碳对肾功能没有影响,对于肾功能不全的患者是一种理想的选择。二氧化碳没有变态反应,价格便宜,不会加重液体容量负荷。更细更软的导管就能用来注射,使得导管对动脉的创伤更小。这项技术还能看到标准碘化造影剂看不到的信息,包括小的动静脉瘘,小的肿瘤血管,微小的动脉出血。虽然二氧化碳通常被认为是一种良性的造影剂,但报道在使用二氧化碳血管造影后可能会出现一种致命的并发症(横纹肌溶解症和小肠梗死)。

五、治疗

继发于纤维增生不良的肾血管性高血压患者,通过血管造影发现病变的类型和相应发展过程来指导治疗方案的确定。血管中膜纤维增生的患者更偏向于选择药物控制高血压作为首选,因为由这种疾病逐渐发展引起梗阻而导致肾衰竭的很少见。血管成形术适用于那些使用多种药物都不能控制高血压的患者。相反,继发于血管内膜或中层外纤维增生的肾动脉狭窄一般会逐步发展并常常最终引起缺血性肾脏萎缩。而且,这些病变更好发于年轻的患者,出现药物难以控制的高血压。因此,为了保护肾功能和减少使用降压药物的需要,这些患者早期进行干预治疗是必要的。

在挑选的纤维增生不良患者准备手术行肾血管成形术时,也需考虑经皮腔内血管成形术(PTA)的效果。对主要的肾动脉,纤维增生不良的血管成形术效果非常好,可以和手术血管成形术的效果媲美。因此,在这些患者中,血管成形术可以作为治疗的首选,但是由于有30%的纤维增生不良患者有肾动脉分支病变,增加了手术的难度。

在有肾血管性高血压的患者中,可以使用更积极的药物治疗,因为这些患者常常都是年老并有肾血管外的血管病变。因此,可以选择能控制血压的多种药物联用的治疗方法。新的β受体阻滞剂和转化酶抑制剂增加了药物降压的效果。对于药物不能很好控制血压的患者或者肾功能被晚期的血管疾病所威胁时,可以考虑手术或者经皮腔内血管成形术治疗。

在血管造影诊断动脉粥样硬化性肾动脉狭窄后,并对该病自然的发展过程有所了解时,就能确定本病对整个肾功能有严重威胁的患者。这项检查适用于那些动脉狭窄＞75%,影响到整个肾实质,或者这些狭窄存在于双侧肾或者孤立肾。在这些患者中,肾动脉完全闭塞的危险性是相当大的,如果一旦发生,临床结局是肾功能逐渐下降,并最终导致肾衰竭。为了保持正常的肾动脉血流,保护肾功能,对这些患者进行干预是必要的。

对于只有单侧动脉粥样硬化性肾血管狭窄和未闭塞的肾动脉,为了保护肾功能,实行外科血管成形术的价值还未确定。如果对侧肾脏在解剖和功能上都是正常的,不适合行血管成形术。如果对侧肾脏有功能但是有某种实质性病变,缺血肾脏血管成形术可能使某些患者受益,但是这种方法具体的指征还没有被很好的确定。

(一)外科血管成形术

当肾动脉疾病需要做外科血管成形术时,准确掌握患者基本的内科情况非常重要,因为它决定了患者进行大的血管手术的风险。大多数肾动脉纤维增生不良的患者很年轻,其他方面较为健康,这样的患者手术风险较小。有动脉粥样硬化性肾血管疾病的患者,术前评价应该包括全面的冠状动脉疾病的检查,因为它是术后患者死亡的首要原因。

有肾动脉疾病的患者,外科肾血管重建和抗血压药物已经使很多患者不必行肾全切和次全切除手术。只有在严重小动脉性肾硬化、严重的肾萎缩、不能纠正的肾血管损害及肾梗死时才偶尔使用。

治疗有严重肾动脉疾病的患者,可以使用的外科血管成形术很多。有健康完好的腹主动脉的患者,使用自身的腹壁下动脉或者大隐静脉来行主-肾动脉搭桥是一个很流行的方法。当自身的移植物不能利用时,一些学者采用聚四氟乙烯主-肾动脉搭桥移植物成功地进行了手术。肾动脉内膜切除术偶尔会被采用来治疗动脉粥样硬化性肾动脉疾病。有复杂肾动脉分支病变的患者可以采用体外微血管重建和自体肾移植。

　　老年患者,严重的腹主动脉粥样硬化致使主-肾动脉搭桥术或者动脉内膜切除在技术变得非常困难。这种情况下,一些学者更倾向于采用使手术能安全有效地完成同时又避免在糟糕的主动脉上手术的其他手术方法。最有效的搭桥方法是左肾采取脾-肾动脉搭桥和右肾采取肝-肾动脉搭桥,这种手术的先决条件是腹腔干起始处无闭塞性疾病。

　　腹主动脉及其主要腹腔分支有严重粥样硬化的患者,采用腹腔动脉上段或者胸主动脉下段来进行肾血管重建术是近期出现的另一种手术方式。这些患者,腹腔动脉上方的主动脉会受病变累及,可以通过植入大隐静脉来达到肾血管重建。如果同期行主动脉置换和肾血管重建术会增加手术的病死率,该方法最好仅仅选择于有主动脉置换适应证的患者,如严重的主动脉动脉瘤,或者有症状的腹主动脉与髂动脉闭塞的疾病。

　　外科肾血管成形技术有很高的成功率。纤维增生不良的患者其他方面常常很健康,这类患者术后的病死率和发病率都是最低的。动脉粥样硬化性肾动脉疾病行肾血管成形的手术病死率为 2.1%~6.1%。当双侧同时进行肾血管重建或者肾血管重建与另一个大的血管手术如主动脉置换联合进行时,手术死亡率明显增加。大多数的研究显示外科血管重建术的成功率高,术后血栓形成或者血管狭窄率小于 10%。

　　在评价外科血管成形术对肾血管性高血压的治疗效果时,大多数的研究认为若患者术后血压≤18.7/12.0 kPa(140/90 mmHg)即为治愈。若患者舒张压下降>2.0 kPa(15 mmHg)或者使用降压药物后血压正常都被认为是有所改善。若不具备以上任何一项即是失败。手术治疗肾血管性高血压的效果根据病理结果的不同而不同。纤维增生不良的患者,50%~60%的患者可以治愈,30%~40%有所改进,失败率小于 10%。对动脉粥样硬化性肾血管性高血压患者失败率大致相同,但是更少的患者被治愈,相对多的患者有所改善。对该现象的解释是肾血管性高血压通常是在原发性高血压的患者基础上添加的。

　　外科血管成形术后复发肾动脉狭窄是典型的晚期并发症,可发生于术后数周,数月甚至数年。如果受累肾脏其功能还能挽救,有进行另一次恢复肾脏正常血供手术尝试的指征。在这种情况下,经皮腔内动脉成形术或者支架术缺乏足够的经验。再次手术常常需要在纤维瘢痕组织影响的手术野里进行解剖,避开原手术部位进行二次血管重建在技术上是最有效的。腹腔主-肾动脉搭桥术后复发肾动脉狭窄的患者,可供选择的二次重建手术方法有肝-肾动脉搭桥,脾-肾动脉搭桥,胸主-肾动脉搭桥,髂-肾动脉搭桥和自体肾移植。

(二)经皮腔内血管成形术

1964年,Dotter 和 Judkins 最先介绍了动脉狭窄的经皮扩张术(血管成形术)。1978年,由 Gruntzig 和他的同事们对球囊式导管的发展改进使得血管成形术在肾动脉、冠状动脉及几乎所有其他内脏动脉扩张方面得到了广泛应用。自从该项技术发明以来,随着人们对技术的不断改进,目前可通过多种入路实施肾血管的经皮腔内血管成形术经皮腔内血管成形术(PTA)。

为了对病变进行准确的评估并且对所需设备和操作入路进行准确地判断,所有的血管成形术在行扩张术前都需要行血管造影。根据在血管造影上测得的肾动脉原始直径来选择合适大小的球囊导管。因为在血管造影片上血管直径有15%～20%的放大效应,所以有可能造成 1 mm 左右的过度扩张。血管成形术时,要随时监控球囊导管的扩张。扩张术后的血管造影片可以用来评估扩张效果及诊断并发症的发生。目前随着对技术及球囊导管的不断改进,我们现在可以利用 5 F 的股动脉穿刺针,应用 Seldinger 技术,5 F 的诊断性导管可通过穿刺处到达肾动脉。选用与病变部位相适应的导丝,5 F 的球囊导管就可以替换诊断性导管,实施血管成形术。

对于闭塞性动脉硬化症(ASO)的患者,经皮腔内血管成形术(PTA)后动脉管径增加的主要机制是动脉粥样硬化斑块的破裂。由于动脉管壁中层及外膜的撕裂而引起的动脉壁的伸展同样起到一定作用,但相对于 FD 患者,这种效应在ASO 患者中小得多。这种伸展效应可能发生于动脉粥样硬化斑块破裂之后,并且可能随着斑块周径的不断增加和未受累管壁区周径的不断减小而更加显著。

PTA 的并发症包括标准血管造影术的并发症(与动脉穿刺及应用碘化造影剂有关的并发症)及涉及肾动脉有关操作的特殊并发症。一过性肾功能恶化是最常见的并发症,这一并发症可能与术中使用造影剂有关。充分的水化,尽量减少造影剂的用量,将诊断过程与 PTA 分开进行(相隔数天)及尽可能地应用二氧化碳或无肾毒性的造影剂可能减少这一并发症的发生。

在 PTA 术中的技术性失误可导致肾动脉内膜剥脱甚至肾动脉血栓形成。

小的内膜剥离瓣不会引起后遗症,一般可自愈。但较大的内膜剥离瓣会影响血流,一般需在剥离处放置动脉支架。肾动脉血栓可以通过经肾动脉注射溶栓药物或急诊手术来处理。肾动脉破裂,是一种较少见的并发症,可在球囊导管再次扩张控制腹膜后出血后急诊手术处理。总体上来说,并发症发生率在5%~10%。

纤维性结构不良PTA的技术性成功率已超过90%。80%~100%的患者在术后高血压得到控制(包括高血压的治愈和改善)。在纤维性结构不良患者中PTA的主要并发症发生率≤6%。在中短期的随访中,大约1/3的病例出现了经治动脉的再次狭窄,绝大部分患者成功地实施了再次扩张。

在ASO的患者中,动脉粥样硬化性肾动脉狭窄不同于FD。在ASO患者中,肾动脉狭窄通常是双侧的,并且在肾动脉开口处或非常接近开口处。在大多数开口处狭窄的患者中,这是原发于腹主动脉的动脉粥样硬化斑块侵及肾动脉开口处的表现而不是原发于肾动脉的疾病。ASO患者通常年龄较大并且有许多并发疾病,而且全身性的动脉粥样硬化还会累及冠状动脉、颈动脉或者外周血管网。通常会表现出与其相关的特发性高血压和肾硬化。由于上述因素及ASO患者全身性动脉粥样硬化栓塞的危险倾向,使PTA在ASO患者中的治疗效果较FD患者差,并且有较高的并发症(或死亡率)发生率。较多ASO患者存在肾功能不全或临界正常肾功能,这也使造影剂肾毒性的发生率大为增加。

PTA治疗ASO的治愈率较FD低,一般在15%左右,并且在双侧行PTA的患者中更低。在不同的报道中,有15%~85%的患者未能改善高血压。血管成形术的技术成功率为57%~92%。在关于肾动脉开口处狭窄的单独报道中显示血管成形术的成功率更低(62%~72%)。需要外科手术干预的主要并发症发生率为5%~24%,死亡率为1%~2%。越来越多的近期报道显示越来越高的技术成功率及越来越低的并发症发生率,反映了设备的改进及经验的不断增加。尽管如此,主要并发症发生率和病死率还是反映了PTA治疗ASO是一种需要严格选择的操作,具有显著的伴发危险。肾动脉支架在肾动脉PTA中的应用提高了PTA对ASO患者的治疗效果。

(三)血管内支架

随着PTA经验的不断增加,这种技术的局限性,尤其是考虑到动脉粥样硬化斑块时的局限性已得到明确的认识。这些局限性主要涉及由于主动脉动脉粥样硬化斑块侵及肾动脉开口处的病变。这些病例代表了ASO-RAS病例中的一大部分,斑块的弹性回缩及频繁地发生再狭窄导致了较差的初期治疗效果。肾动脉支架是 PTA 的有效补充,它可以对抗病变的弹性回缩,从而使 PTA 得到更好的治疗效果,尤其在肾动脉开口处的病变。在文献报道中,几乎所有的肾动脉支架均在治疗肾动脉粥样硬化闭塞症时被放置(大约 97%),少量的支架被放置在 FD 患者、移植肾动脉及其他肾动脉异常。

动脉支架是一种放射学可显影的、可扩张的金属线圈管,被广泛地应用于外周血管。支架可从传输导管挤出的同时自动撑开(自动撑开型)或者由于支架预置在球囊型导管上随着球囊的膨胀撑开(球囊撑开型)。

血管影像学资料对每一个患者都是必需的,血管造影可以精确地描述病灶并且可以估计球囊和支架的长度和直径。术中用到的支架应该足够长,以通过整个病变部位,并且还应考虑支架在扩张过程中长度会有一定的缩短。也不必超过病灶太多,因为支架会刺激血管内膜增生反应,从而使正常的血管存在狭窄的风险,同时也会堵塞以后用来实施外科分流手术的血管的合适位置。肾动脉开口狭窄的病例,动脉支架的放置应有 $1\sim2$ mm 突出于主动脉内腔,用来预防由于主动脉斑块回缩引起的再狭窄。

目前动脉支架置入的适应证为 PTA 术中即时治疗效果差及 PTA 术后的再狭窄。动脉支架同样可用于治疗血管成形术的并发症(动脉内膜剥脱及内膜瓣形成)。对于仅行 PTA 治疗效果可能不理想的病例,一期支架置入越来越流行(尤其是开口处病变)。

支架置入术成功率超过 95%,并且大部分研究甚至达 100%。短期随访显示支架置入术后的再狭窄率为 6%~38%。支架区发生再狭窄主要因为内膜增生反应。放置支架的动脉内膜大约有 1 mm 厚的内膜层覆盖支架。被扩张及支撑的内腔直径低于 6 mm 的肾动脉更易形成再狭窄。

肾动脉支架置入术的并发症与肾动脉 PTA 的并发症相同,但增加了与支架有关的并发症。由于需要更粗的动脉穿刺,穿刺点并发症的发生率高于 PTA。支架置入术内膜损伤及内膜剥离的发生率较低。因为支架置入术需要更大剂量的造影剂负荷,因此造影剂肾毒性发生率更高,但随着二氧化碳作为造影剂应用的不断增加,这种并发症会逐渐减少。主要并发症(包括死亡)发生率为 0~20%。次要并发症发生率为 0~40%。在绝大多数的报道中,与操作直接相关的死亡发生率在 3% 左右。这些均证明联合支架置入的 PTA 并不是一种绝对安全的操作,它存在一定的风险。

第二节 肾动脉栓塞性疾病

肾动脉血栓栓塞性疾病可表现为威胁生命的突发性临床综合征,也可能毫无症状,仅在死后的尸检时才被发现。肾动脉血栓形成原因:钝性或锐性创伤,主动脉或肾动脉血管造影后,主动脉或肾动脉粥样硬化,肾动脉纤维增生不良,真性红细胞增多症,肾动脉炎症,梅毒,多发性动脉炎及血栓性静脉炎。肾动脉栓塞的病因:细菌性心内膜炎、无菌性心脏瓣膜赘生物、开放的心外科手术、房颤、囊状肾动脉瘤、心脏肿瘤、急性心肌梗死及室壁瘤。

一、病理

肾动脉血栓形成一般累及中近 1/3 的肾动脉主干,而肾动脉栓塞则通常累及周围肾动脉分支。由于左肾动脉与主动脉间形成的夹角更为锐利,急性肾动脉闭塞更常见于左侧。创伤后肾动脉闭塞同样更常见于左侧。这大概是因为较短的左肾动脉与主动脉间形成的角度较锐利,这使运动中的肾脏在减速时更易造成内膜的破裂。

二、临床表现

这些疾病的临床症状表现各异。双侧急性肾动脉闭塞表现为迅速的进行性加重的少尿性肾衰竭,而单侧肾动脉的慢性闭塞则可能由于侧支循环的建立而不被发觉。最常见的症状是伴有恶心、呕吐或发热的腹部钝痛或腰痛。其他的表现包括高血压、蛋白尿、镜下血尿、白细胞计数增多及血清乳酸脱氢酶水平增高。

三、治疗

单侧肾动脉血栓性闭塞的患者多伴有严重的潜在肾外疾病,最好通过系统的抗凝或经导管的血栓栓子切除术等非手术方式治疗。单侧创伤性肾动脉血栓形成的患者也经常伴有严重的相关创伤,并且血管再通的治疗效果一般不甚满意,除非是在创伤后数小时内即实施血管再通术。当对侧肾脏正常时,在这类患者中外科治疗经常被错误地选择。目前,经皮穿刺动脉内注入纤溶剂(如链激酶)是急性肾动脉血栓形成的一种很好的非手术治疗方法。

肾血管再通术通常适用于双侧或孤立肾的肾动脉血栓形成或栓塞。作为手术以外的一种选择,如果在此类患者中存在经血管造影及核素扫描证实的足以维持肾活力的侧支循环,可以利用上述非手术疗法行试验性治疗。

第三节 肾动脉瘤和动静脉瘘

一、肾动脉瘤

肾动脉瘤是肾动脉或其分支或两者均出现局限性的扩张。这种扩张是由于动脉壁弹性组织和动脉中层强度减弱造成的。在普通人群中,这种病变发生率为 $0.09\%\sim0.3\%$。它可以导致高血压,并可能出现相关的局部症状,在特定情况下有发生破裂导致死亡的风险。

(一)病因与分类

根据 Poutasse 的分类,肾动脉瘤有 4 种:位于肾动脉主干分支的囊状动脉瘤;肾动脉主干狭窄病变远端的梭形动脉瘤;肾动脉分支的剥脱性动脉瘤;肾内型动脉瘤。

囊状动脉瘤是最常见的类型,占肾动脉瘤的 75%,一般发生于肾动脉分叉处,可能与这些位点动脉壁先天性薄弱有关。由于这种特点,分支动脉受累较常见。双侧或多发动脉瘤的发生率大约为 25%。这些动脉瘤可继发于肾动脉粥样硬化或动脉壁内钙化或两者皆有的病变。不全钙化的动脉瘤会变得又薄又软,并且在钙化区域之间形成溃疡,极易破裂。除了自发性的破裂,囊性动脉瘤可能会侵蚀肾静脉或肾盂。囊性动脉瘤内可形成附壁血栓,偶尔会出现肾脏栓塞。

梭形动脉瘤是肾动脉整段均等性扩张至正常直径的 $3\sim4$ 倍。这些动脉瘤长度为 $1\sim3$ cm,并且一般没有钙化。这种动脉瘤常见于有狭窄性纤维性肾动脉疾病的年轻高血压患者。梭形动脉瘤实际上是狭窄后扩张,肾动脉及其分支均可受累。这种病变的主要并发症是受累动脉段的血栓形成。

剥脱性动脉瘤是因为肾动脉内弹力膜的撕裂,当血流通过缺口处时,肾动脉内膜与动脉壁的其他部分分离。在一些患者中,这种剥脱可能会在肾动脉远端重新通入血管腔而维持肾功能。另外,可能会出现伴有肾梗死的动脉血栓形成或伴有出血的血管破裂。剥脱性动脉瘤大多数为肾动脉出现 ASO、内膜纤维增生或中层纤维增生后的并发症。较为少见的是这种动脉瘤可能为剥脱性主动脉瘤的延伸。

肾内型动脉瘤是多种来源的,可能与先天性的,创伤后的,医源性的,肿瘤性的或者结节性多动脉炎相关。这种动脉瘤可呈囊状或梭状,可以钙化也可以不钙化。肾内型动脉瘤约占所有肾动脉瘤的17%,并且有易破裂的特性。发生于钝性创伤或闭合性肾活检后的肾内型动脉瘤通过保守治疗大多是可以自愈的。

(二)临床表现

大部分肾动脉瘤较小并且没有症状。最常见的临床表现是高血压,肋缘下或腰部疼痛,血尿,腹部杂音及比较少见的可触及的搏动性的包块。一般来说,在腹平片上肾门或肾门附近发现了环状钙化后就应该考虑肾动脉瘤的诊断。这种钙化发生于50%的肾动脉瘤患者。

(三)诊断

据报道肾血管性高血压发生于15%～75%的病例中,可能是由于动脉瘤内血流紊乱及相关的动脉狭窄、内膜剥脱、动静脉瘘形成、血栓栓塞或较大的动脉瘤对邻近动脉分支的压迫造成的。肾动脉瘤的并发症包括外周血管内膜剥脱,伴有肾梗死的动脉血栓、动脉瘤内附壁栓子形成,阻塞性尿路疾病,侵入静脉而形成动静脉瘘及伴有出血的自发性破裂。动脉瘤破裂的高危因素包括没有或有不全钙化、动脉瘤直径>2 cm、合并高血压及处于妊娠期。

(四)治疗

没有症状、血压正常且钙化完全的小动脉瘤(直径<2 cm)不需手术处理。这种动脉瘤可通过定期的腹平片复查监测其大小变化。不论大小,下述情况下的肾动脉瘤均应手术切除:①引起肾缺血及高血压的动脉瘤。②剥脱性动脉瘤。③与局部症状如腰痛或血尿相关的动脉瘤。④发生于生育期并打算妊娠的女性动脉瘤。⑤引起显著肾动脉狭窄的动脉瘤。⑥在影像学监测下有明确继续扩大的动脉瘤。⑦血管造影检查发现有血栓形成迹象的肾动脉瘤。

若不符合上述的任意一条标准,无症状、无钙化或不全钙化的小动脉瘤(直径<2 cm)可通过非手术方法治疗。这类患者应通过定期的 CT 或 MRI 监测动脉瘤的大小变化。对于直径>2 cm的动脉瘤并且不符合上述任意标准的无症状的肾动脉瘤患者,很难定义严格的手术适应证。目前的数据倾向于对不完全钙化或肾内型的肾动脉瘤实施手术切除,因为这些情况下有较高的自发破裂倾向。

针对肾动脉瘤的患者,目前有两种血管内治疗的方法。第一种方法是动脉瘤栓塞法,方法是在不影响肾脏血流的情况下通过线圈闭合肾动脉瘤。第二种方法是在肾动脉瘤起源的肾动脉或其分支处放置动脉支架,通过支架维持血流并有效地防止动脉瘤形成。跨过动脉瘤放置动脉支架也被认为是处理破裂的肾动脉瘤的有效而快速的方法。肾动脉内膜剥离也可通过放置跨越剥离区域的动脉支架的血管内治疗方法处理。这种情况下放置的动脉支架不仅可以保持动脉内腔的开放,也可以使剥离内膜与动脉外层间保持固定。

二、肾动静脉瘘

肾动静脉瘘是相对少见的病变,经常在对可疑肾或肾血管性疾病进行血管造影时发现。

(一)分类

肾动静脉瘘分为先天性、原发性及获得性 3 类。

先天性动静脉瘘具有曲张的或血管瘤样的结构,在动静脉间有多发的交通。先天性动静脉瘘多由正常大小的肾动脉分支供血。在血管造影片上表现为出现可以使远端肾实质血供受损并可使肾静脉早期灌注的多发的小的动静脉交通支。这种先天性动静脉瘘占所有肾动静脉瘘的 22%～25%,男女发病率相同,通常在成年后发病。

原发性动静脉瘘是单发、非曲张的,没有明显诱因。仅占所有肾动静脉瘘的 3%～5%。这些病变被称为原发性是因为其血管造影表现与获得性动静脉瘘相似,但其病因不明。

获得性动静脉瘘是最常见的类型,占 70%～75%。在血管造影片上表现为动静脉间单发的交通。目前,最常见的病因是由肾细针穿刺活检所致的医源性损伤。其他病因包括肾癌,肾钝性或锐性创伤,炎症及肾外科手术(如肾切除术、肾部分切除术或肾切开取石术)。

(二)临床表现

肾动静脉瘘的临床表现取决于瘘的大小。

1.严重高血压

为持久性高血压,血压可在 22.7/17.3 kPa(170/130 mmHg)以上,伴头晕、心慌等表现,症状可进行性加重。若动静脉瘘孔较大,收缩压明显增高,脉压增宽。

2.腹痛

可表现为突然发作性疼痛,伴有恶心、呕吐等症状。

3.血尿

可为肉眼血尿,也可为镜下血尿,活动或劳累加重。

4.上腹部血管杂音

在上腹部及肾区可闻及粗糙的连续性血管杂音,局部可触及震颤。

5.左精索静脉曲张

若病变位于左侧,可见左精索静脉曲张。

6.心功能不全

晚期可出现心慌、气短及下肢水肿等症状。

7.眼底检查

可见动脉变细、反光增强及动静脉交叉现象。

(三)诊断

诊断上要重视病史和临床表现外,主要依靠辅助检查明确诊断。心电图检查显示心肌肥厚及劳损。

1.X线检查

(1)胸片:可见肺纹理增加,心脏扩大。

(2)肾动脉造影:动脉期显示瘘孔近心侧肾动脉增粗和不规则弯曲;如病变在肾内三级以下血管者,出现迂曲扩张的静脉血管;在动脉期早期即可见肾静脉主干及下腔静脉显影,肾静脉增粗,左侧病变者,显示扩张的精索内静脉。实质期显现患肾造影剂密度明显变低。

2.两肾静脉血含氧量测定

于一侧腹股沟部做大隐静脉切开或经皮股静脉穿刺,然后插入8号肾静脉导管,分别取两侧肾静脉血作血氧分析,对确定诊断有重要意义。

3.放射性核素肾图检查

因肾动脉灌注量多不受影响,故呈现正常肾图曲线。

4.鉴别诊断

(1)原发性高血压:也呈持续性高血压表现。但无肾损伤史;血压呈慢性进行性增高,病程较长,应用降压药物效果较著;上腹部无血管杂音;两肾静脉血氧含量无明显差异。

(2)肾血管性高血压:也表现为持续性高血压。但无肾损伤史,静脉尿路造影两肾长轴长度相差在1.5 cm以上,两肾静脉血氧含量无明显差异;放射性核素肾图血管段及分泌段降低;肾动脉造影可见肾动脉狭窄及狭窄后扩张。

(四)治疗

对肾动静脉瘘患者的治疗依赖于其病因及相关的临床表现。对于肾癌患者,应该及时手术切除患肾。大约 70% 的细针穿刺肾活检术后形成的动静脉瘘可在 18 个月内自行闭合,较少数的肾创伤后动静脉瘘也可以自行愈合。因此,在此类患者中,若无明显的临床症状,初期的等待观察是较为合适的。

对肾动静脉瘘的治疗适用于存在高血压、心力衰竭、严重血尿、通过一系列的血管造影证实不断扩大的病灶、血管破裂或进行性肾衰竭的患者。一旦对这些病变实施了特殊治疗,就应该开始维持肾治疗。

对于动静脉间交通血管较小的活检后肾动静脉瘘,血管造影下经导管栓塞术是非手术疗法的首选方法。最近,利用不锈钢螺圈进行的先天性或原发性肾动静脉瘘的经导管栓塞术也获得成功。

在治疗肾动静脉瘘时有多种手术方式可供选择。大多数先天性或曲张性动静脉瘘可行全肾或肾部分切除术,因为众多的细小交通支的完整切除是非常困难的。在原发性或获得性动静脉瘘的患者中,动静脉间单发的交通是其典型表现,在保留受累肾脏的情况下对瘘行外科栓塞是完全可能的。

第四节　胡桃夹现象

胡桃夹现象(nutcracker phenomenon,NCP)亦称左肾静脉压迫综合征,为左肾静脉在腹主动脉与肠系膜上动脉夹角处受压狭窄引起反复性、发作性血尿或体位性蛋白尿。1972 年,Schepper 首先报道该疾病。胡桃夹现象多见于 13~16 岁青少年,男女发病率之比为 24∶5。

正常情况下,肠系膜上动脉与腹主动脉成 45°~60°,其内充满脂肪、淋巴结、腹膜等,使走行于此夹角间的左肾静脉免受挤压。当青春期身高迅速增长、椎体过度伸展、体形急剧变化时,左肾静脉易受到挤压,淤积血液经静脉窦与肾盏间形成的异常交通支排出而发生血尿。

一、临床表现

(一)血尿

胡桃夹现象的临床症状中以血尿最多见,一般为无症状镜下血尿。左肾静脉内高压状态通常以左肾静脉和下腔静脉间的压力差来表示,当压差>0.4 kPa(正常人压差<0.13 kPa)时即可发生血尿。不过,血尿是否发生还与肾盏穹隆部黏膜有无炎症、水肿、侧支循环是否形成等有关。剧烈运动可加重或诱发血尿,可伴有左腰部不适、腹痛等。

(二)体位性蛋白尿

胡桃夹现象引起的体位性蛋白尿多见于学龄儿或青少年,尤其是瘦长体型或短期内身体迅速增高者,发生率达 10%。体位性蛋白尿就是立位时排出超出常量的蛋白,而卧位时正常,直立时出现蛋白尿,而平卧位时消失,尿蛋白量一般不超过 1 g/d。体位性蛋白尿发生机制可能是直立位时内脏下垂,使腹主动脉与肠系膜上动脉间的夹角变小,引起左肾静脉受压致肾充血,使肾小球的蛋白滤过增加,并超过肾小球重吸收能力而出现蛋白尿。

体位性蛋白尿的诊断方法很多,比如分别于直立 16 小时和睡觉 8 小时后留尿,比较蛋白尿程度。只要 8 小时卧床期间的蛋白尿不超过 50 mg 就可以诊断。体位性蛋白尿并不是胡桃夹现象的必然结果,应该每隔一年检查蛋白尿变化情况,以便排除其他肾病。

(三)其他伴发症状

胡桃夹现象伴发直立调节障碍(orthostatic dysregulation,OD),表现为患儿晨起或直立后头晕、心慌、恶心、胸闷,症状严重者可影响正常生活和学习。

由于睾丸和卵巢静脉内血液回流入左肾静脉,胡桃夹现象时,这些静脉回流受阻引起淤血,表现为左侧腹痛(立位或行走时加重)、精索静脉曲张或左侧卵巢静脉反流,引起盆腔静脉淤血征,又称卵巢静脉综合征。

二、诊断

本病好发于青少年男性。诊断要点是明确左肾静脉被压迫,同时排除其他引起血尿的原因。对于非肾小球性血尿或体位性蛋白尿患者,排除肿瘤、炎症、结石、高尿钙和肾实质损伤等病因时,应考虑胡桃夹现象。

起血尿者,很少伴发体位性蛋白尿;反之,体位性蛋白尿者很少会看到血尿。对此,可能解释是卧位时,左肾静脉压迫缓解者发生体位性蛋白尿,卧位压迫不缓解者则引起血尿。

(一)尿常规

尿中红细胞＋＋～＋＋＋,位相差显微镜下观察到90％以上的红细胞形态正常,为非肾小球源性;无蛋白尿及白细胞尿。休息卧位时尿蛋白阴性,直立后或活动后尿蛋白＋～＋＋。

(二)超声检查

超声检查是诊断胡桃夹现象的重要方法之一,但对该病的诊断标准尚未完全统一。仰卧位左肾静脉狭窄前扩张部位近端内径比狭窄部位内径宽2倍以上;脊柱后伸位15～20分钟后,扩张部位内径比狭窄部位内径宽4倍以上,且扩张近端血流速度≤0.09 m/s,即可诊断。

(三)CT 扫描

近年来应用多层螺旋 CT 动态扫描或血管成像技术来诊断胡桃夹现象。CT 可见扩张的左肾静脉,还可在腹主动脉水平看到血管倾斜成角,造影剂呈小片状浓缩聚集于左肾窦和下极区域。

(四)膀胱镜检查

确定血尿来源于左侧输尿管开口,但多数患儿不宜采取该有创伤性的检查。

(五)选择性左肾静脉造影

同时测压,适合于静脉尿路造影看到肾盂输尿管有"切迹"现象的患者。典型表现为肾静脉跨过肠系膜上动脉附近出现造影剂充盈中断,而左肾静脉位于肾动脉上方。

鉴别诊断:临床上儿童诊断为胡桃夹现象时,应排除肾炎,尤其是 IgA 肾病。IgA 肾病是一种免疫性疾病,病理上表现为单纯的 IgA 或 IgA 为主的免疫球蛋白在肾小球系膜区弥漫沉积。当患儿有以下表现时应考虑为 IgA 肾病:反复发作性肉眼或镜下血尿,且多出现在呼吸道感染后1～3天;伴或不伴蛋白尿;不典型的急性肾炎或肾病表现。不过,近年来有胡桃夹现象合并肾小球肾炎的病例报道。

三、治疗

胡桃夹现象的治疗主要有保守治疗和手术治疗两种方法。

(一)保守治疗

镜下血尿或间断、短时、无痛肉眼血尿者,不伴有贫血,应严密随访,不必进

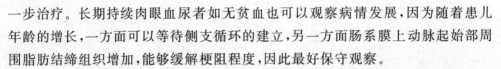

一步治疗。长期持续肉眼血尿者如无贫血也可以观察病情发展，因为随着患儿年龄的增长，一方面可以等待侧支循环的建立，另一方面肠系膜上动脉起始部周围脂肪结缔组织增加，能够缓解梗阻程度，因此最好保守观察。

由于某些诱因（如剧烈运动、感冒）可诱发血尿或使血尿反复发作，所以应该避免剧烈运动及预防感冒。

(二)手术治疗

胡桃夹现象的外科适应证是经 2 年以上观察或内科对症治疗症状无缓解或加重者，或有肾功能损害者及出现并发症，如腰酸、头晕、乏力者。手术目的是解除左肾静脉压迫，因而手术方式并不固定，包括肠系膜上动脉与腹主动脉端侧吻合术、自体肾移植术、左肾静脉下移术等。

由于肠系膜上动脉与腹主动脉端侧吻合术具有创伤大、需动脉吻合和易引起肠系膜上动脉吻合口出血、狭窄等缺点，目前报道很少。左肾静脉下移术相对自体肾移植具有创伤小，肾缺血时间短、无需动脉吻合及并发症少等优点。左肾静脉下移与下腔静脉端侧吻合术治疗或左肾静脉离断再植术是治疗胡桃夹现象有效、安全的手术方式。

1.左肾静脉移位术

经腹正中切口，探查左侧肾脏，暴露左肾静脉和下腔静脉，分离并结扎左侧肾上腺静脉及腰静脉，以保证左肾静脉下移时无张力。显露左肾静脉后，以血管钳暂时阻断左肾动脉，分别在左肾静脉入下腔静脉部位和拟重建部位的下腔静脉以心耳钳行半阻断，迅速离断肾静脉，并于下腔静脉壁欲与左肾静脉吻合处剪开一与肾静脉直径相等的卵圆形切口，管腔用肝素盐水冲洗，然后将肾静脉下移 3～5 cm，与下腔静脉作端侧吻合。肾血流阻断时间<25 分钟，手术在常温下进行，必要时术中肾周降温，术中应用尿胰蛋白酶抑制剂静脉缓慢滴注，保护肾功能，减少肾损害。

2.SMAT

SMAT 指切断肠系膜上动脉后下移至左肾静脉下方与腹主动脉端侧吻合。该方法认为左肾静脉狭窄并非单纯由肠系膜上动脉压迫引起，在肠系膜上动脉根部增厚的腹腔神经纤维丛也可紧紧地束缚左肾静脉，应将此处神经纤维丛完全离断才能解除左肾静脉受压迫。

上述两种式的主要并发症为腹膜后血肿及血管栓塞。

(三)介入治疗

介入治疗主要为左肾静脉内支架植入术（endovascular stenting，ES）。该方法仅通过腹股沟皮肤穿刺经股静脉放置血管内支架管扩张左肾静脉受压段，具有损伤小、康复快、并发症少等优点，且易被患儿及家属接受。不过，该治疗有支架脱落或变形、再次狭窄、血栓形成等并发症，当左肾静脉严重狭窄时难于插入导管和球囊，而且需要较长时间的抗凝治疗，价格昂贵，故目前限于个例报道。

第三章

肾功能异常

第一节　急性肾衰竭

急性肾衰竭(ARF)是肾小球滤过率突然减少,导致内源或外源代谢产物急性潴留的一种综合征。这些代谢废物正常是由肾脏排泄的,如尿素、钾、磷酸盐、硫酸盐、肌酐,有时还有一些服用的药物等,急性肾衰竭尿量通常在 400 mL/d 以下。如果肾脏浓缩功能受损,则每天的尿量可以在正常范围,甚至是多于正常(称为多尿型或非少尿型肾衰竭)。在所有的急性肾衰竭患者中,没有尿的排出(无尿)是很少见的。肾功能的减退可能经历几个小时或几天,以致不能将体内含氮废物排出,维持正常的体内容量和电解质稳定。

"少尿",从文字上讲是指尿量减少,其尿量不足以排出体内代谢产生的内源性可溶性终末产物。如果患者肾浓缩功能在正常范围,其尿量在<400 mL/d 或<6 mL/(kg·d)称为少尿。如果患者的肾浓缩功能受到损害,且尿的比重低于1.010,少尿则表现为尿量少于 1 000~1 500 mL/d。

肾前性功能肾衰竭,如果治疗及时一般是可逆的。但是如果延误治疗,可使其进一步发展成实质性肾衰竭,例如,急性肾小球坏死(ATN)。导致急性肾衰竭的其他原因,可根据血管受损、肾脏本身问题、肾后原因进行分类。

ARF 的主要特点为肾小球滤过率(GFR)的降低,临床表现为血清肌酐(Cr)和尿素氮(BUN)增高。但是,在某些情况下,Cr 和 BUN 也会增高,如处在高分解代谢状态、机体大范围创伤(手术导致)等。

ARF 的处理应当根据导致肾衰竭的病因。如 ARF 为肾前性因素,应当积极去除肾前性的诱发因素,恢复肾脏的有效灌注,这些处理通常能够使肾功能得到恢复。药物导致的 ARF,原则上应当撤掉与肾毒性有关的药物。维持正常的循环容量十分重要。术后的患者要根据中心静脉压的监测结果及时补充晶体、胶体和血液成分。对于肾后性因素导致的 ARF,要迅速解除梗阻,同时也应注意尿液外渗的情况。

有时,在临床上要鉴别 ARF 的三种病因并非易事,往往要结合临床检查和实验室结果,甚至还需要有创的中心血流动力学监测和尿路影像学检查。在诊断检查前初步估计 ARF 的病因十分重要,对于检查手段的选择有重要的指导意义。

一、肾前性肾衰竭

肾前性是指肾灌注不足或有效的动脉循环减少。其最常见的原因是由于肾性或肾外性液体丢失引起的脱水,如腹泻、呕吐和利尿剂的过度使用等。肾前性原因的特点是病因纠正能够使肾功能得到恢复,并少有肾脏结构的破坏。这种状态对补液比较有效,一旦治疗得当,肾功能能够在 24~72 小时得以恢复。少见原因有败血症性休克,血管外液体潴留导致的所谓"第三腔隙"(如胰腺炎)。抗高血压药物的过量应用也可以出现这种情况。心功能衰竭导致心排血量的减少也可降低肾有效的循环血量。根据临床表现,仔细分析可以判断出引起急性肾衰竭的主要原因,但多数情况下是多种病因共同作用的结果。在住院治疗过程中,患者循环系统的异常,常常导致实质性的急性肾衰竭,如急性肾小管坏死。

肾前性 ARF 与肾血流灌注减少有关。肾脏的低灌注能够刺激交感神经和肾素-血管紧张素系统,导致肾血管收缩。同时,低血压可以有力地刺激抗利尿激素的释放,这样使水的重吸收加强。临床表现为尿量减少,尿钠浓度降低,尿液肌酐水平增加,尿液渗透压上升。

急性肾小球滤过率下降,也可见于肝硬化患者(肝-肾综合征),或者服用环孢素、FK506、非甾体抗炎药、血管紧张素转化酶抑制剂等。上述情况往往容易出现明显的肾内血流动力学功能紊乱。在这些情况下,尿的检查可类似肾前性肾衰竭,但患者临床表现并不符合常见的急性肾衰竭。在停止服用药物或有肝-肾综合征的患者进行肝病的治疗或肝移植后,会出现肾小球滤过率的改善。

(一)临床表现与诊断

1.症状和体征

除了非常少见的心脏病或泵衰竭的患者,最常见也是首先的主诉是身体站立时头晕(直立性晕厥)或口渴感,可以有明显的体液丢失的病史,体重减低的多少可以反映出脱水的程度。

体检常显示皮肤干瘪、颈静脉塌陷、黏膜干燥，更重要的是，可出现直立性血压、脉搏变化。

2.实验室检查

(1)尿常规：尿量通常减少，精确的评估需要留置尿管测量每小时的尿量(也可通过这个方法除外有无下尿路的梗阻)。要注意的是在急性肾衰竭情况下尿可以是高比重(＞1.025)和高渗透压(＞600 mOsm/kg)。常规尿分析一般没有异常。

(2)尿和血的生化检查：血液中的尿素氮和肌酐的比率正常是 10∶1，在肾前性肾衰竭通常是增高的。因为甘露醇、造影剂和利尿剂都会影响肾脏对尿素、钠和肌酐的转运与处理，所以在这些因素的影响下，尿和血的生化检查会出现让人误解的结果。

(3)中心静脉压：中心静脉压降低预示着血容量不足，如果严重的心力衰竭是肾前性肾衰竭(多数不是唯一原因)的主要原因，明显的表现是心排血量降低和中心静脉压增高。

(4)水负荷：在肾前性肾衰竭的病例中，小心地增加入量可以使尿量增加。在这种情况下，既有诊断意义，也有治疗意义。最常用的首要治疗手段是快速静脉滴入 300～500 mL 生理盐水。一般要超过 1～3 小时以后测量尿的排出。在尿量超过 50 mL/h 时，被认为对连续的静脉输液有良好的效果。如果尿量不增加，则内科医师应仔细地回顾患者的血和尿的化验检查，再次评估患者的水容量状态，并重新进行体检，以确定继续补充液体(用或者不用呋塞米)的合理性。

(二)治疗

对于脱水的患者，必须快速补充液体的丢失。不恰当的液体治疗可能会使肾血流动力学进一步恶化和最终导致肾小管的缺血(不可逆的急性肾小管坏死)。在液体补足的患者，若仍有少尿和持续性低血压，应使用血管加压药物来有效纠正由败血症和心源性休克引起的低血压。升压药物对恢复全身的血压，同时对维持肾内的血流量和肾功能是非常有益的。应用多巴胺 1～5 μg/(kg·min)，可以在不改变收缩压的情况下增加肾血流量。如果容量纠正后，全身血压还持续偏低，则可加大多巴胺剂量 5～20 μg/kg。对于肾前性急性肾衰竭停用降压和利尿药，对治疗是有利的。

二、血管性肾衰竭

常见的血管疾病导致的急性肾衰竭包括动脉血栓性疾病、夹层动脉瘤、恶性高血压。在 60 岁前如果患者没有进行过经血管的操作或造影检查则很少出现血栓性疾病。夹层动脉瘤和恶性高血压通常临床诊断比较清楚。

快速评估肾动脉血流情况的方法需要动脉造影或其他非造影血流检查(如核磁共振或多普勒超声),恶性高血压的病因可以通过体检发现(如硬皮病),对导致或影响急性肾衰竭的血管性因素的及早治疗是必要的。

三、肾内疾病因素与肾性急性肾衰竭

大多数的急性肾衰竭是由于肾实质病变所致,其中包括急性肾小球肾炎(AGN)、急性间质性肾炎(AIN)和急性肾小管坏死(ATN)。

该类疾病可以分为特异性和非特异性实质损害过程。

(一)特异性肾内疾病

导致急性肾内性肾衰竭的最常见原因是急性进行性肾小球肾炎、急性间质性肾炎、中毒性肾病和溶血性尿毒症综合征。

引起急性间质性肾炎的药物:非甾体抗炎药、青霉素、头孢菌素、利福平、磺胺类药物、西咪替丁、别嘌醇、环丙沙星、5-氨基水杨酸盐。

1.临床表现与诊断

(1)症状和体征:通常病史中会出现有很明显的资料,如咽喉痛和上呼吸道感染、腹泻、应用抗生素或静脉用药(经常违规用药)。反复并时有加重的双侧腰背部疼痛应引起注意。肉眼血尿也可能出现。肾盂肾炎很少出现急性肾衰竭,除非伴有脓毒血症、梗阻或牵扯孤立肾患者。引起急性肾衰竭的系统性疾病包括过敏性紫癜、系统性红斑狼疮和硬皮病等。人体免疫缺陷病毒感染(HIV)也可以出现 HIV 肾病导致的急性肾衰竭。

(2)实验室检查。①尿液分析:尿沉渣分析可见许多红细胞或白细胞及多种类型细胞和颗粒管型。红细胞位相检查,常显示尿中可看到异常形态的红细胞。在过敏性间质性肾炎中,嗜酸性粒细胞应常可看到,尿钠浓度范围可表现为从 $10\sim40$ mmol/L。②血液检查:血清补体常见减少。许多情况下,循环系统中的免疫复合物常可以被检出,其他化验可以揭示出系统性疾病,如系统性红斑狼疮。在溶血性尿毒症综合征中,外周血涂片中常出现血小板计数减少和红细胞的形态结构变异。急进性肾小球肾炎,可以通过检测 ANCA(抗中性粒细胞质抗体)和抗-GBM(抗肾小球基底膜抗体)值的阳性来确诊。③肾活检:活检检查可以显示肾小球肾炎、急性间质性肾炎或肾小球毛细血管血栓(溶血性尿毒症综合征)分别所特有的变化,另外在包曼氏囊肿中可见大量的新月体形成。

（3）X线检查表现：造影剂检查应尽量避免，因其可造成肾损伤。基于上述原因，超声检查最适合排除梗阻问题。

2.治疗

治疗目的在于控制感染，清除体内抗原、毒性物质和药物，抑制自身免疫、清除自身免疫性抗体，降低效应器与炎症的应答。免疫治疗应包含药物或短时间应用血浆置换，有时支持性透析治疗是需要的。

（二）非特异性肾性疾病

导致急性肾衰竭的非特异性肾性疾病包括急性肾小管坏死和急性肾皮质坏死。后者主要与肾的血管内凝血有关，而且预后较前者更差。这些情况常产生于医院治疗中，败血症综合征常有不同的病情改变，类似于生理性紊乱。

远端肾小管退行性变（低位肾单位肾病）被认为是因为局部缺血引起。假如这些患者不发生肾内的血管内凝血和皮质坏死，他们中的大多数在透析治疗下是可以恢复的，通常是完全恢复。

在低血压的情况下，老年患者更易出现肾前性的急性肾衰竭。应用某些药物，如非甾体抗炎因子，可增加急性肾小管坏死的危险性，虽然典型的低位肾单位肾病改变尚未出现，在某些汞中毒（特别是氯化汞）和使用造影剂的病例中，尤其是伴有糖尿病或骨髓瘤的患者，可出现类似的非特异性的急性肾衰竭。

四、急性肾小管坏死

绝大多数需要住院治疗的 ARF 是由 ATN 所致。肾脏的血流灌注不足和缺血是引起 ATN 的主要原因。

（一）临床表现

其临床特征通常与相关疾病有关。脱水和休克可同时出现，但尿量及急性肾衰竭在静脉补液后无改善，与肾前性肾衰竭不同。另一方面，造影剂导致急性肾衰竭的患者表现为液体潴留。尿毒症症状（如精神改变及胃肠道症状）在急性肾衰竭中并不常见。

（二）诊断

1.尿液

尿比重常偏低或固定于 1.005～1.015。尿渗透压也降低（<450 mOsm/kg；尿/血浆渗透压<1.5：1）。尿检查见肾小管细胞及颗粒管型；尿色混浊。如果尿潜血阳性必须考虑到血红蛋白尿或肌红蛋白尿的可能。鉴别肌红蛋白尿的化

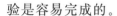

验是容易完成的。

2.中心静脉压

常常正常至轻度增高。

3.液体负荷

静脉滴注甘露醇或生理盐水并不能增加尿量,有时应用呋塞米或小剂量多巴胺 $1\sim5$ $\mu g/(kg\cdot min)$ 可使少尿转为多尿(少尿型肾衰竭转为多尿型肾衰竭)。

(三)治疗

如果静脉补液或滴注甘露醇并无效果,则应立即减少液体入量。观察血清肌酐、尿素氮及电解质浓度对于估计透析的作用是十分重要的。适当调整液体入量,补充葡萄糖与必需氨基酸,以保证 $126\sim147$ kJ/kg($30\sim35$ kcal/kg)的热量。这样能够纠正和降低伴有急性肾小管坏死的机体分解代谢的严重性。

血钾须密切监测,以及早发现高血钾。高钾血症可予以如下治疗:①静脉给予硫酸氢钠;②聚磺苯乙烯,$25\sim50$ g(合用山梨糖醇),口服或灌肠;③糖、胰岛素静脉点滴;④准备静脉钙剂以防心脏应激。

血液透析或腹膜透析的及时应用可预防或纠正尿毒症、低钾血症或液体超负荷。血液透析可间断或持续进行(持续动静脉或静静脉血滤技术)。用经皮中心静脉插管建立血管通路。在重症监护病房持续透析治疗更适用于血流动力学不稳定的患者。多数患者于 $7\sim14$ 天内恢复。在特殊的老年患者中,会有残余肾功能的损伤。

五、肾后性急性肾衰竭

尿路梗阻可以导致急性肾衰竭。只有在双肾都出现梗阻的情况下才可引起ARF。患者可有血尿、腰痛、腹痛和尿毒症的症状。这样的患者可能有既往腹部、盆腔手术史、肿瘤病史和局部放疗病史等。

下腹部手术后的急性肾衰竭应考虑尿道与输尿管梗阻的可能性。双侧输尿管梗阻的原因:①腹膜或腹膜后肿瘤侵犯,伴有肿块或结节;②腹膜后纤维化;③结石;④术后或创伤后的尿路梗阻。对于孤立肾,输尿管结石可产生整个尿路梗阻引起急性肾衰竭。尿道或膀胱颈梗阻是常见的肾衰竭原因,尤其老年人。

(一)临床表现

1.症状和体征

肾区痛和紧张感经常出现。如果手术造成输尿管损伤,尿液可以从伤口渗出,由于液体超负荷引起水肿也可出现。腹胀及呕吐可由肠梗阻引起。

2.实验室检查

尿检查无重要意义。如果插管后出现大量尿液,则可以诊断并治疗下尿路梗阻。

3.X 线检查表现

放射性核素检查可显示尿液渗漏现象,对于梗阻患者,可见核素在肾盂的蓄积。超声检查常可发现肾盂积水的上部集合系统扩张现象。

4.器械检查

膀胱镜与逆行肾盂造影可显示输尿管梗阻。

(二)治疗

治疗原则为尽快解除梗阻。

第二节　慢性肾衰竭与透析

在美国大约有 2 000 万慢性肾脏疾病的患者。慢性肾脏病是指由于各种原因导致的慢性肾衰竭(CRF)持续异常,美国肾脏病基金会 2002 年公布慢性肾脏疾病的肾脏的损害时间超过 3 个月,GFR<60 mL/(min · 1.73 m²)。

在慢性肾衰竭中,由于肾脏对溶质的清除率降低,而使之在体内潴留。这些溶质是外源性(如食物)或内源性代谢终产物(如组织的分解代谢)。经常用来代表肾衰竭的指标是血尿素氮与肌酐,肌酐清除率可用来反映肾小球滤过率(GFR)。

肾衰竭根据起病的快慢及氮质血症进程分为急性或慢性。对慢性肾衰竭与急性肾衰竭的进程进行分析对于了解生理适应性、发病机制及最终的治疗是很重要的。对于某些个体病例,肾衰竭的病程很难确定。有些病史,如先前出现高血压或影像学发现萎缩肾则有助于慢性肾衰竭的诊断。急性肾衰竭也可进展为不可逆的慢性肾衰竭。

严重的慢性肾衰竭导致的终末期肾病的发病率是每年 280 例/100 万人口。这些患者均需要透析治疗或肾脏移植,所有年龄段均可受累。尿毒症发展的严重与快慢往往很难预测,透析与肾脏移植正在世界范围内广泛应用。目前美国

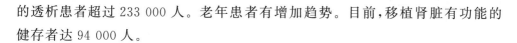

的透析患者超过 233 000 人。老年患者有增加趋势。目前,移植肾脏有功能的健存者达 94 000 人。

一、病因

多种疾病与终末期肾病有关,包括原发性肾脏疾病(如肾小球肾炎、肾盂肾炎、先天发育不良)及继发性肾脏疾病(如糖尿病性肾病或系红斑狼疮)。继发于脱水、感染及高血压等的综合生理改变,常使慢性肾衰竭患者病情迅速进展。

二、临床表现

慢性肾衰竭常出现的症状:瘙痒、全身不适、疲劳、健忘、性欲下降、恶心及易疲劳感,这些症状往往轻重不一。经常有肾脏病家族史,青春期前发病,往往主诉发育不良。多个系统损害的症状可同时出现(系统性红斑狼疮)。多数患者出现容量依赖性或肾素依赖性高血压。但是,如果患者有明显尿钠丢失倾向(如髓质囊肿病),血压可以正常或偏低。由于贫血与代谢性酸中毒,呼吸和脉搏可加快。临床表现还有尿毒症臭味、心包炎、扑翼样震颤的神经系统症状表现、精神改变及外周神经病变等。触诊可及的肾脏,常提示多囊肾。眼底镜检查,常显示高血压或糖尿病性视网膜病变,包括角膜的这些病变与代谢性疾病有关(如弥漫性体血管角质瘤、胱氨酸病、Alport 综合征等)。

三、诊断

(一)实验室检查

1.尿沉渣

肾病种类的不同,表现出不同的尿量。尿中的正常水和盐丢失与多囊性肾病和肾间质病变类型有关。当 GFR 低于正常的 50% 时,尿量通常有减少。每天盐丢失倾向较固定,并且,如果钠排泄减少则很快会出现钠潴留。蛋白尿多少不一。尿检查可见单核细胞(白细胞),有时可见宽的蜡样管型,但通常尿检查并无特异性。

2.血检查

伴有正常血小板的贫血是其特征。出血时间的异常,常反映血小板功能异常。当 GFR 降至 30 mL/min 以下时,血电解质及矿物质代谢异常变得很突出。体内缓冲剂储备减少及肾泌酸功能下降可引起进展性酸中毒,表现为血碳酸氢盐下降及代偿性过度通气。尿毒症代谢性酸中毒的特点是正常的阴离子间隙、高氯血症及血钾正常。除非 GFR<5 mL/min,高钾血症并不常见。在间质性肾

脏疾病、尿酸肾病及糖尿病性肾病中,伴有高钾血症的高氯性代谢性酸中毒(Ⅳ型肾小管酸中毒)会经常出现。这些病例中,酸中毒与高钾血症与肾素、醛固酮潴留有关,而与肾衰竭程度不成比例。多种因素可引起高磷血症与低钙血症。高磷血症是由于肾排泄磷减少引起的。由于肾中维生素 D_2 转化为活性的维生素 D_3 减少,导致活性维生素 D 减少。这些变化可引起继发性甲状旁腺功能亢进,并伴有骨软化或纤维性骨炎的骨骼变化。在慢性肾衰竭中,尿酸可增高但很少引起尿酸结石或痛风。

(二)X 线检查表现

对肾功能减退的患者应避免使用造影剂的检查。超声检查在肾脏大小及皮质厚度测量及肾穿刺定位中有重要作用。骨骼 X 线检查可显示生长延迟、骨软化(肾性佝偻病)或纤维化骨炎,并可出现软组织或血管钙化。

(三)肾脏活检

除了非特异性间质纤维化及肾小球硬化外,肾脏活检并无重要意义。可疑出现血管病变,如中膜肥厚、弹性纤维断裂、内膜肥厚,这些改变可能继发于尿毒症高血压或由于原发的肾小动脉硬化。经皮或开放肾活检会有较高的死亡率,这主要是由于出血造成的。

四、治疗

(一)保守治疗

在病情不影响日常生活时,应采取保守治疗方法。保守治疗方法包括低蛋白饮食 $0.5 \ g/(kg \cdot d)$、限钾、限磷及饮食中维持钠平衡,以防止体内低钠或高钠。因此应经常密切监测体重变化。在中度酸中毒时,应用碳酸氢钠是有效的。贫血的治疗是应用重组红细胞生成素。保持钙磷平衡,是防止尿毒症骨病和继发甲状旁腺功能亢进的关键。磷结合剂、钙剂和维生素 D 的使用有助于维持这种平衡。

(二)透析治疗

建议开始透析的标准:①少尿(<200 mL/12 h);②无尿(<50 mL/12 h);③高钾血症(>6.5 mmol/L);④严重酸中毒(pH<7.1);⑤氮质血症(尿素>30 mmol/L);⑥明显的脏器水肿(特别是肺脏);⑦尿毒症性脑病;⑧尿毒症性心包炎;⑨尿毒症性神经和/或肌肉病变;⑩严重血钠异常(Na^+>160 mmol/L 或<115 mmol/L)。

1.腹膜透析

腹膜透析是可选择的一种透析方式,有时在不能进行血液透析的情况下(如血管通路不能建立)可选择该方式。不断改进的柔软的腹膜透析管可反复灌洗腹腔。相对于血液透析,腹膜透析对小分子物质(如肌酐和尿素)的清除少于血液透析,但对于大分子物质清除较充分,因此,可达到良好的治疗效果。每周3次的间断腹膜透析(IPPD)、持续性腹膜透析(CCPD)及维持性便携式腹膜透析(CAPD)都是可行的。在CAPD中,需用1～2 L的透析液每天交换3～5次。随着腹膜透析技术的改进,细菌污染及腹膜炎的发病率越来越少。

2.血液透析

目前,利用半透膜原理的维持性血液透析治疗得到了广泛应用。其血管通路主要有动静脉内瘘、移植内瘘(包括大隐静脉或人工合成材料血管)及锁骨下静脉插管(通过外科手术置入或透视下插入)。透析器有不同的形状。体内溶质及多余的水分可通过化学成分已知的透析液很容易地清除。近年来,一种新的高通量透析膜使治疗时间明显缩短。

透析治疗是间歇性的,通常是每周3次,每次3～5小时。利用尿素动力学模型可为透析治疗提供更精确的处方。透析治疗可在透析中心、透析单元或家中进行。家庭透析是较理想的,因为这种治疗使患者更觉舒适、方便,但目前只有约30%的透析患者达到了家庭透析条件。

透析技术的广泛应用增大了患者的活动时间,假期或因生意外出而需要异地透析治疗,可预先得到安排。

慢性透析的常见并发症包括感染、骨病、操作失误、持续性贫血等。长期透析的患者经常发生动静脉粥样硬化性疾病。目前认为,慢性尿毒症患者尽管进行了透析治疗,仍可发生废用综合征、心肌病变、多发神经病变、继发性透析相关性淀粉样变。因此,应及时进行肾脏移植,同时尽量避免双侧肾切除,因为这样可增加患者输血的需求。对于透析患者,只有当出现顽固性高血压、感染性反流、多囊肾出血及疼痛时才进行肾切除。透析患者有时会患透析获得性肾囊肿病。这些患者须密切监视,以防发生肾内细胞癌。

家庭透析每年花费约是35 000美元,而在透析中心的年花费是35 000～60 000美元。如果无其他系统性疾病(如糖尿病),患者一旦开始透析治疗,则年病死率是8%～10%。尽管存在医疗的、心理的、社会的或经济方面的问题,大多数透析患者的生活是丰富多彩的。

(三)肾移植

随着免疫抑制技术与基因匹配技术的发展,肾移植有逐渐取代血液透析的趋势。由于免疫抑制剂的发展,肾移植的效果有目共睹。

第三节 肾 移 植

肾移植是治疗终末期肾病最经济有效的方法。在过去 15 年里,透析与肾脏移植均取得很大进展,但现有资料显示,成功的肾移植可显著提高终末期肾病患者的生活质量,减少并发症的发生,并降低终末期肾病的病死率。现在,美国每年完成的肾移植在 13 000 例以上,随着供肾保存技术的提高,经腹腔镜行活体供肾摘取的采用及特异性更高的免疫抑制方法的发展,肾移植的成功率将进一步提高,所以每年肾移植的例数也会继续增多。本章内容总结了有关肾移植供受者的手术和药物处理方法及其最新进展。

在过去 30 年,移植人肾 1 年存活率已获极大提高。1 年人存活率从 50% 提高至 92%。移植肾存活率也有类似变化趋势,当前 1 年肾存活率,尸体供肾移植是 80%～85%,活体供肾移植在 90% 以上。但如前所述,过去 10 年的移植肾丢失仍较高,主要由于慢性排斥和患者死亡,肾功能正常患者死亡占移植肾丢失原因的第 2 位。术后第 1 年肾功能正常患者死亡原因主要是原有的心血管疾病。术后 10 年,尸体供肾移植肾功能仍正常的不到 40%～50%。

一、受者的选择和准备

目前还没有明确认定哪些患者因肾移植后并发症发生率与病死率增高而不能行肾移植手术。除了活动性感染与恶性肿瘤外,现已很少有肾移植绝对禁忌证。随着供受者存活率的提高,对肾移植的限制已越来越少。一般肾移植受者年龄的上限是 70 岁,但肾移植的选择须个体化,如患者的预期存活时间小于 5 年,则应继续维持透析治疗。是否行肾移植手术取决于移植风险的评估,包括死亡率与移植物丢失是否增加。肾移植受者选择时,下列危险因素有助于确定高危患者并在诊治方面加以特殊考虑。

(一)心脏状况

待移植患者既往如有冠心病或糖尿病史,或属高龄,即认为有冠心病危险因素,应行冠状动脉造影。Doppler 超声心动等非侵袭性检查也有帮助,但这些检查不能有效区分哪些患者适于外科手术治疗,哪些患者属高风险或不适于外科治疗。对于前一种情况,在移植前行冠脉搭桥手术可有效降低肾移植病死率。

(二)恶性肿瘤

活动性恶性肿瘤是肾移植的绝对禁忌证。当前的免疫抑制药物可促进肿瘤微小转移灶的生长。各种肿瘤在实体瘤切除后再行肾移植的安全等待期并不相同,这取决于当时肿瘤的分级和分期及转移的相关风险。等待时间从低转移风险肿瘤的 1～2 年到高转移风险肿瘤的 5～6 年。有报道大部分肿瘤在移植后 2 年内复发。肿瘤切除后经密切随访并对其转移和复发风险进行评估后,有些患者也可安全地行肾移植手术。

(三)感 染

活动性感染是肾移植的绝对禁忌证。对于膀胱炎、肾盂肾炎和前列腺炎等尿路感染,应区别仅是表面细菌增殖还是组织侵入性感染。如是前者,在肾移植膀胱打开前,采用留置三腔 Foley 尿管,抗生素膀胱冲洗并全身应用抗生素治疗即可控制细菌感染。待移植患者如有复发性尿路感染,则应在移植前行全面的泌尿系统检查,以明确感染的原因。

人类免疫缺陷病毒(HIV)感染被认为是一种活动性感染,由于此类患者终将发展为获得性免疫缺陷综合征,故均不考虑行肾移植手术。

(四)全身性与代谢性疾病

病毒性肝炎(HCV 抗体阳性和 HBV 抗原阳性)可导致进展性肝硬化的发生率和死亡率增加 2～3 倍。病毒性肝炎属移植的相对禁忌证,但如组织学证据显示无活动性肝功能不全,告知患者移植后可能出现的问题并获其同意的情况下,仍可行肾移植。与此类似,对于活动性和广泛性的全身性疾病,如 Fabry 病、胱氨酸病、脉管炎、系统性红斑狼疮、淀粉样变性病和草酸盐沉着症等,在确定移植前,亦应对每一个体进行具体分析和详细评估。其基本原则是移植后患者所获益处超过发生术后并发症的相对风险。

(五)胃肠道疾病

患者如有活动性消化性溃疡,应在移植前予以治疗直至完全缓解。在移植前如怀疑有消化性溃疡,则需行内镜检查以明确诊断,必要时,甚至需推迟肾移植手术。当症状和大便潜血提示下消化道疾病时,应行泛影酸钠灌肠造影或结肠镜检以了解是否有炎性肠疾病或潜在恶性肿瘤的可能。有憩室炎病史的患者

在移植后应密切观察。

(六)泌尿生殖系统疾病

有泌尿系统功能障碍或复发性尿路感染病史患者应行排泄性膀胱尿道造影,以排除膀胱输尿管反流并评估下尿路功能。如有较多的残余尿,可进一步行尿动力学检查,以排除膀胱或膀胱颈痉挛及尿道括约肌和尿道梗阻。有时Ⅲ度以上的膀胱输尿管反流(肾积水)需行双侧肾切除。当Ⅲ度以上反流而又伴膀胱缩小和无顺应性时,则需行膀胱扩大术以形成一个压力低的贮尿器官。尽管膀胱扩大术后的生活质量要高些,但如膀胱不可修复或不可利用时,也可采用回肠代膀胱作为肾移植后的尿液引流。尿液内引流一般要优于外引流。此外,膀胱以上的尿液引流可导致20%的男性患者发生脓性膀胱炎。胃、回肠和结肠已用于膀胱扩大术,以增加贮尿容积。这些方法有其各自特殊的并发症,也有人对常规使用这些方法提出疑问。自身扩张的输尿管也曾用于膀胱扩大术。神经源性膀胱患者肾移植前就可采用这种自身输尿管膀胱成形扩大术。神经源性膀胱患者多由于重度膀胱输尿管反流引起反复化脓性肾盂肾炎,在肾移植时须行患肾切除,故自身输尿管膀胱扩大术正适合于这种情况,而避免了采用消化道扩大膀胱所带来的并发症。

(七)远端尿路梗阻

不完全尿道狭窄和前列腺增生可以在肾移植后通过外科手术得以矫正。这些患者在移植前多由于肾衰竭而无尿,肾移植后产生的尿液常可减轻膀胱颈挛缩及由此所致的尿道狭窄。此外,大部分患者在肾移植后膀胱逼尿肌功能可得以完全恢复,但需一段时间,在此期间,患者可采用间歇性清洁直接导尿或耻骨上膀胱造瘘。

(八)获得性肾囊性疾病(ARCD)和肾细胞癌(RCC)的危险

慢性肾衰竭是 ARCD 和 RCC 的高危因素。ARCD 是一种双侧性和癌前病变,其中45%以上发生于肾衰竭超过3年者。20%的 ARCD 患者将发生肾肿瘤,其中1%～2%发生全身转移。终末期肾病患者在肾移植前需行超声检查以排除 RCC。具有单个高危因素(腰痛、既往有肾肿瘤病史或肉眼血尿)或2个中等危险因素(ARCD 增大、透析4年以上、男性或可疑肾肿瘤)的患者应进行这项检查。怀疑肾肿瘤时,应定期行影像学检查(最好行 CT 检查)随访,一旦确定肾肿瘤时,应行根治性肾切除。

(九)腹膜透析(PD)

大部分活体亲属供肾的移植受者在移植手术完成后,在麻醉状态下,可同时拔除 PD 导管。对于尸体供肾移植受者,由于肾功能恢复较晚及高免疫排斥风险,PD 导管拔除可稍晚些。一旦需要腹膜透析,移植术后也可立即进行。当肾功能恢复后,PD 导管的拔除也相当容易(一般在术后 1~8 周,局麻下拔除)。

(十)移植前双侧自身肾脏切除

移植前自身肾脏很少需要切除。自身肾切除的适应证主要有化脓性肾盂肾炎、药物难以控制的肾素介导的高血压、恶性疾病和肾病综合征。其他少见的原因有巨大多囊肾。经腹腔镜双侧肾切除明显优于开放手术。对于伴双侧重度膀胱输尿管反流患者,应彻底检查膀胱功能以确定是否需行膀胱扩大术。如有需要,可采用双侧自身扩张的输尿管作为扩大术的修补组织。由于人工合成促红细胞生成素的出现,过去有关是否保留有问题或有症状自身肾的争论已无意义。

(十一)同种异体移植肾的切除

对于再次移植患者,如果对侧可容纳移植肾,切除慢性排斥并丧失功能的无症状移植肾并不是必需的。再次移植患者的预后与初次移植肾丢失的时间有密切相关性。初次移植 6 个月内即失功患者,再次移植的成功率将大大低于初次移植 6 个月以上失功患者。同种异体移植肾切除的指征:需透析的急性排斥、发热、肉眼血尿、长期的全身炎症反应引起的肌肉疼痛、乏力、移植肾疼痛、感染和不能控制的高血压。包膜下移植肾切除是最安全的方法,可以避免髂血管的损伤。

二、供肾的选择

(一)供肾的种类

(1)活体亲属供肾(LRD)供者必须没有增加手术并发症风险及降低留存肾脏功能或改变其基本生活质量的因素存在。直系亲属活体供肾的移植成功率显著高于尸体供肾移植。对经严格规定的,医学上确认合适的活体供肾移植的长期研究(随访 45 年以上)显示,活体供肾摘取的手术并发症发生率是可以接受的,不危及供者肾功能,死亡率也极低。

目前,LRD 移植的移植物半数生存期已超过尸体供肾移植半数生存期 5 年以上。在环孢素治疗下,人类白细胞抗原(HLA)错配的活体亲属肾移植的移植物和患者存活率已接近 HLA 相配的活体亲属肾移植。由于 LRD 肾移植的高成功率及尸体供肾的紧缺,活体亲属供肾仍将是肾移植的有效方法和重要来源。

(2)活体无关供肾(LURD)活体无关供肾是指无基因相关的供者的肾脏,在我国仅限于夫妻关系(要求婚姻时间>3年)。近年来,由于腹腔镜活体供肾摘取术的进展,活体供肾已成为增长最快的移植供体来源。此外,由于当前世界范围的器官短缺,LURD也成为移植的重要方法,并不断增多。文献报道,活体无关供肾的移植物1年存活率是83%~93%。但供者的选择并无一定的标准。不发达国家的医师曾从完全陌生的人那里购买肾脏进行移植,据报道,供者和移植物的存活期很差,前者的1年存活率是71%~85%,后者的1年存活率是63%~82%。在这项研究中,还发现有5例受者因此获得HIV感染。因此,公开的商业化的器官组织买卖和移植是不可接受的。LURD只有在医学和伦理均许可的情况下才可考虑。医学上,应认为LURD移植效果优于尸体供肾移植才可接受,伦理上,供受者间应有密切关系,如夫妻关系时,LURD才是合适的。任何违背上述最基本原则的LURD,都将损害器官捐献的利他主义精神,并破坏肾脏移植事业的各个方面。采用以上原则进行的活体无关供肾移植的移植肾和患者存活率将仍优于尸体供肾移植,并接近于活体亲属供肾移植的效果。由于无需保存,也没有缺血性损伤,LURD生理功能良好,这是LURD移植效果突出的主要原因之一。

(3)尸体供肾尸体供者应没有影响肾血管完整性和肾灌注的全身性疾病,如慢性高血压、糖尿病、恶性疾病(潜在转移可能)或感染。对于>60岁的老年供者,有全身性疾病可能者或具轻度全身性疾病者(如高血压),对供肾应行活检。当活检显示明显的肾小球硬化(>20%)、内膜增生、间质纤维化、肾小管萎缩或弥漫性血管内凝血病变时,这种供肾不能用于移植。HIV高危人群的供肾也不可使用。取自血流动力学稳定、仍有心跳供者的肾脏不容易发生低血压引起的少尿及由此所致的急性肾小管坏死(ATN)。年轻成年人的供肾较少发生ATN,所以如有可能,尽量利用这类供肾。2~60岁供者的肾移植成功率最高。如果采用免疫抑制诱导治疗,供受者间体形接近的情况下,2岁以下供者的尸肾移植也可获得成功。经采用特殊的免疫抑制方案,整体或单肾儿童供肾移植(供者<2岁或体重<14 kg)均取得了良好效果。

(二)供肾的处理

1.供者的预处理

尸肾供者的预处理原则虽简单,但难以作明确规定,其困难之处在于呼吸机支持的"脑死亡"患者在被判断为不可逆的大脑脑死亡之前,需进行神经科方面的处理。此时,为避免脑水肿,液体入量被严格限制。此外,大部分中枢神经系统病变患者(74%)伴发尿崩症,这导致利尿效果,引起全身性低血压,进而引起肾功能丧失。全世界肾移植受者发生 ATN 差异极大(5%~50%),故摘取供肾前对供者适量输液和维持一定血容量有重要意义。这也反映了供者取肾前状态和供者预处理方案并没有如取肾和移植技术那样有一致认识。

2.输血

历史上,受者接受血液输注曾被认为有利于移植物的存活;但在环孢素应用后和人工合成促红细胞生成素时代,有证据显示输注供者血或第三者血的效果取决于移植后免疫抑制方案的作用。

输血除了可能感染病毒性肝炎和巨细胞病毒,还可能导致过敏,使受者匹配机会降低。所以无论是在尸体供肾移植还是活体供肾移植,输血在免疫抑制方案中的作用将越来越小。

3.HLA 组织配型

在活体亲属供肾移植中,移植物存活与 A、B 和 DR 位点抗原组织相容匹配密切相关的观点已被广泛接受。在直系亲属中(兄弟姐妹、父母和子女),位于第6 对染色体的组织相容性复合物抗原具有稳定的遗传同质性,故直系亲属间,如这些位点相配,则提示整条染色体的大部分也是相配的。

与活体亲属供肾移植相比,HLA 配型在尸体供肾或无关供肾移植中的意义相对较小。尸体肾移植中,上述位点相配与否对移植效果的影响并不突出,对同种异体肾移植物存活的临床意义仍在争议中。单中心研究结果有支持 HLA 配型(ABDR)的,也有认为其没有意义的。但大多数经验认为 6 个抗原(6-AG)相配的肾移植要优于其他相配结果较差的肾移植。美国的器官分享联合网(UNOS)6-AG 相配或零错配研究显示相配者的移植物 1 年存活率是 87%,半数生存期是 13 年,而对照组的存活率是 79%,半数生存期是 7 年。此外,相配组的排斥发生率也较低。

(三)体外肾保存

1.单纯低温保存和直接灌注

移植供肾保存方法有单纯低温保存和持续低温脉冲式灌注保存。这些方法和适用情况已有详细描述。最常用的方法是单纯低温保存。该方法是当供肾离体后立即用冷保存液灌注。对于大多数活体供肾,由于冷缺血时间(CIT)很短(1~3 小时),可以采用细胞外液类溶液(乳酸林格液)作为灌注液。当 CIT 较长时,需以细胞内液类溶液作为灌注液以避免细胞肿胀。自由水进入细胞内将导致细胞肿胀,高渗溶液可以对抗这种效应。目前,最常用的冷灌注保存液是UW-1液(university of wisconsin solution)。正是UW-1液的出现,供肝的保存质量得以显著提高。由于大部分器官供者同时提供多个器官(如肝、肾和胰腺),UW-1液现在是腹部器官灌注和保存的首选溶液,也是大多数尸体供肾的首选。

2.脉冲式灌注

对活性可疑供肾,脉冲式灌注是最常用的方法,但因为与供肾分享相关的分配和运输方面的困难,以及这种技术需要笨重的仪器,所以其应用受到了限制。

如果在冷缺血24小时内完成移植,无论采用何种方法,供肾活性将得以良好保持。如果保存时间超过48小时,ATN和肾功能延迟恢复的发生率将显著增加。功能延迟恢复的肾脏容易发生隐性排斥,临床肾功能参数通常用于监测肾脏功能以评估并及时治疗排斥反应,但此时却不能获得这方面数据。根据我们的经验,24小时内完成的尸体供肾移植存活率显著高于冷缺血时间超过24小时者($P<0.04$)。这些经验来自1984－1992年环孢素时代,1 420例尸体供肾移植的结果。多数其他研究也证实我们的观点,即移植物存活率的下降与保存时间延长显著相关。除单纯低温保存方法,更多的新的肾保存方法也在研究和尝试之中。我们希望这些进展对于原来保存不满意的供肾,既能减少功能延迟恢复的发生,又可以提高移植肾脏的存活率。

(四)供肾摘取

如前所述,经严格筛选的健康活体供肾的肾移植效果最好。但由于供肾的长期短缺,在全世界,尸体供肾不仅是一种可取途径,而且还占移植供肾的很大部分($>50\%$)。

1.活体供肾

(1)告知内容:应当指出,活体器官移植实际上从根本上违背了医学伦理学的基本原则。决定贡献器官的人必须是有能力的(有决定能力)、自愿的、没有被强迫的,从医疗和社会心理学方面是适合的,供者完全被告知器官贡献的利弊。另外,对于供者来说捐献过程必须是自愿的,且可以随时终止捐献。

(2)活体供肾的评估包括必须检查、选择性检查、供者的选择、社会心理学评估、活体供肾的排除标准、供者年龄、肾功能评价、外科评估等内容。

必须检查:活体供肾者术前必查项目包括全面病史及体格检查;心理学评估;测量体重指数;胸片、心电图;全面的血细胞计数、凝血酶原时间、部分促凝血酶原激酶时间、生化检查、尿液分析、24小时尿蛋白;快速血糖、快速胆固醇和甘油三酯;定时收集尿液测量肌酐清除率或利用放射性标志物检测肾小球滤过率（GFR）;肾脏螺旋 CT,CT 血管造影或磁共振血管造影;病毒血清学检测包括艾滋病（HIV）、乙肝和丙肝、人类嗜 T 淋巴细胞病毒 I 型（HTLV-I）、巨细胞病毒（CMV）、EB 病毒、快速血浆试剂试验（RPR）或性病研究试验（VDRL）。

选择性检查:动态血压监测、超声心动图、心脏应激试验;24 小时尿蛋白定量或尿蛋白/肌酐比;结肠镜检查、膀胱镜检、乳房 X 线照片;前列腺特异性抗原;2 小时口服糖耐量试验;血液高凝性检查;结核菌素皮肤试验;有特殊接触史时,要筛查传染病(如疟疾、锥形虫症、血吸虫病、类圆线虫病);供肾活检。

供者的选择:原则上,若家族中有多个供体可供选择,理论上应仔细评估谁的基因位点匹配的最好(如两个位点相配比一个位点相配)。若供体的匹配位点相同的话(如双亲和同胞都有一个基因位点相配),应该先选择双亲作为供体,因为考虑到如果第一次肾移植失败,年轻的兄弟姐妹可作为二次移植的供体。

社会心理学评估:社会心理学评估在供者起始评估时是非常重要的。它能为正确进行评估提供有力保证,揭示供者动机,以除外强迫因素。严重的精神疾病,不仅可影响供者评估进行,还会由于手术应激引起负面影响,这是活体供肾的禁忌证。对于那些所谓的利他主义者或非血缘关系的供者来说,心理测试就显得格外重要,因为他们对这种利他行为所造成的放大效应并不感兴趣。

活体供肾的排除标准。①绝对禁忌证:严重认知障碍,不能了解供肾的危险性;有明显的精神疾病者;吸毒和酗酒者;明显肾脏疾病(肾小球滤过率低,蛋白尿,不明原因血尿或脓尿);严重肾动脉畸形;复发性尿石症或双侧肾结石;胶原血管病;糖尿病;高血压;曾患有心肌梗死或经治疗的冠状动脉疾病者;中到重度肺脏疾病;目前患有肿瘤(不包括原位非黑色素性皮肤癌、宫颈或结肠癌);有癌症家族史(肺、乳腺、泌尿系统、黑色素瘤、胃肠系统、血液系统);肾细胞癌家族史;活动性感染;慢性活动性病毒感染(乙型或丙型肝炎、HIV、HTLV);明显慢性肝脏疾病;明显神经系统疾病;需要抗凝治疗的疾病;妊娠;有血栓病史,未来存在危险因素(如抗心磷脂抗体、因子 V 莱顿变异)。②相对禁忌证:ABO 血型不符;年龄<18 或>65 岁;过度肥胖[特别是体重指数(BMI)>35];轻度或中度的高血压;尿路结石症状发作一次;轻度尿路畸形;年轻供者其一级亲属中有多人患糖尿病或家族性肾病史;有妊娠期糖尿病病史;吸烟。

供者年龄:供者年龄没有绝对要求,但是,从伦理学角度考虑,要在 18 岁以上(含 18 岁)。年龄上限没有严格界定,应当在供者的利益得到保证的情况下,考虑肾脏捐献的可行性。通常,供体年龄过大会增加围术期的风险,大多数移植中心都有一个供体年龄上限，超过此标准的人不能成为供者，但各中心标准相差很大。据美国器官分享网（UNOS）统计有资质的移植中心报道：27％的移植中心无年龄限制，6％以 55 岁为上限，13％以 60 岁为上限，70％以 70 岁为年龄上限，3％以 75～80 岁为上限。使用这些年龄较大供者的肾脏其远期效果要比那些年轻供者的肾脏效果差。

肾功能评价。①肾小球滤过率：多数移植中心收集 24 小时尿计算肌酐清除率或碘酞酸盐、二乙三胺五醋酸（DTPA）清除率以此来更准确地计算肾小球滤过率。允许供肾的肾功能下限不仅要考虑供肾后其肾小球滤过率至少应为 75％，还要考虑随着年龄的增加肾小球滤过率降低的问题。因此，目前公认的肾小球滤过率下限为 80 mL/（min·1.73 m²）。②蛋白尿：蛋白尿一般来说是肾脏疾病的一个现象。因此若存在明显的蛋白尿，则不能成为供体。24 小时尿蛋白 ＞250 mg 为异常。③血尿：血尿定义为红细胞每高倍镜视野多于 5 个，代表尿路系统中存在异常。尿沉渣镜检发现管型或异形红细胞伴或不伴蛋白尿均提示存在肾脏疾病。④高血压：一般来说，患有严重高血压的人不能成为供者。因高血压一般都伴有进展性慢性肾病，供肾后的孤肾高滤过状态会加大孤肾损伤的风险，使高血压更不易控制。但目前对于轻度高血压患者供肾后孤肾功能的长期风险尚无结论。因只有很少一部分轻度高血压患者其肾脏病变会进展，故一些移植中心将那些无导致肾病进展因素的人列为供者。因此可将患有轻度高血压且血压易控制，年龄＞50 岁，肾小球滤过率＞80 mL/min 的白种人作为供体。轻度高血压患者不应有微白蛋白尿或其他终末期器官损害。⑤糖尿病：对糖尿病、糖尿病前期及糖尿病高危患者来说，供肾有可能加快糖尿病肾病的进展，一旦发生，在孤肾发展的速度更快。⑥肥胖：肥胖者的手术并发症危险增加。肥胖者更易发展为糖尿病、高血压或无高血压、糖尿病的伴白蛋白尿的肾小球肾病。此外，也有单侧肾切除后的肥胖者易患蛋白尿或肾功能不全的报道。在此人群中，其他因素如心血管疾病，睡眠呼吸暂停综合征，脂肪肝等因素的影响也应考虑。肥胖者在减肥后可进行供肾。大多数中心认为，体重指数＞35 不能成为供者。⑦尿石症：对既往有结石病史的人群来说，必须考虑供肾后若残余肾结石复发将会导致输尿管梗阻，甚至肾功能受损。然而，对于那些 10 年前有过单一结石发作、近期未发作，且没有代谢性疾病（如高钙血症、代谢性酸中毒）的患者来说，可进行供肾。⑧遗传性肾病：预备供者，特别是亲属供者，应评估遗传性肾病的可能。一级亲属有肾病患者，增加了其患肾病的风险，若其一级亲属中有多人患肾病，则其风险大大增加。对供者应着重检查受体所患的肾病。⑨奥尔波特综合征（"家族性出血性肾炎"）：绝大多数奥尔波特综合征是 X 连锁隐性遗传病。有 15％的患者是常染色体隐性遗传。有多种不同变异可引起奥尔波特综合征，但它们都是引起肾小球基底膜Ⅳ胶原 α5 糖链的缺陷，此可导致肾小球硬化症和肾衰竭。这种变异可合并眼和听觉系统内感觉神经的基底膜损伤，可导致视觉障碍如圆锥形晶状体或耳聋。对有奥尔波特综合征家族史的人群进行供肾评估，应仔细检查血尿，高血压及听力和视力。若奥尔波特综合征患者的男性亲属尿检正常，则认为其无基因变异，可供肾。奥尔波特综合征患者的女性亲属若尿检正常，则其患病概率小，可供肾。若女性亲属有持久血尿，则其很可能是患病基因携带者。其患进展性慢性肾衰竭的可能性会增高至10％～15％，不能作为供者。

肾小球滤过率（GFR）是评估供者肾脏功能的重要指标之一，常用的计算公式：CockroftGault 公式，简称 C-G 公式，即［（140－年龄）×体重（kg）］［×0.85（如果女性）］/72×Scr（mg/dL）。

肾脏疾病改良计算公式，简称 MDRD 公式：186×Scr－1.154（mg/dL）×年龄－0.20［×0.742（如果女性）］。肾小球滤过率（GFR）在正常情况下随年龄变化，各年龄段供者的 GFR 至少在附表所列范围。

活体供肾者的外科评估：外科评估在这里狭义的定义为对供者肾脏的解剖特征进行评价，以确定肾切除是否能顺利进行，应切除哪一侧肾及应采取何种手术方式。术前行泌尿系统螺旋 CT 检查可发现绝大多数极动脉，提供功能及充足的解剖学信息。目前这种无创检查在绝大多数中心已代替静脉肾盂造影。一般选取左肾进行移植，因左肾静脉较长，便于手术操作，特别是在进行腹腔镜手术时。若左肾有多支动脉而右肾只有一支动脉，可选右肾进行移植。若双肾都有两支动脉，仍可选取一侧肾进行移植。

（3）活体供肾的外科技术：腹腔镜技术及内镜辅助的活体肾移植是器官摘取的一大进步。从 20 世纪 90 年代中期只在一小部分中心谨慎地开展，到目前已发展到绝大多数中心都在开展。腹腔镜技术兴起的主要原因是因传统开放手术后的疼痛与不适。因康复时间不断缩短，越来越快地恢复工作，腹腔镜手术已成为推动活体肾移植的动力。两种手术方式，肾脏远期存活率无差异。腹腔镜手术推动了活体供肾数量的增加。

传统供肾切除采用开放术式改良胁腹切口。多数医师均采用 12 肋下或 11 肋间，胸膜外，腹膜外手术切口。须仔细分离肾脏，保护所有肾脏动脉、静脉及输尿管周围血管。避免过多牵拉血管以防止血管痉挛。供者必须水化良好，术中给予甘露醇保证利尿。当肾血管安全结扎切断后，将肾脏取出并置于冰水混合物中以降低肾脏代谢。肾动脉插管灌注 $0\sim4$ ℃肝素化的生理盐水或乳酸林格液以代替供者全身肝素化。

外科技术：活体供肾摘取方法有多种，目前最常用的是腹膜内经腹腔镜摘取的方法，这一方法最近已取代原先标准的经第 11 肋或第 12 肋缘上腰切口摘取的方法。由于大部分（$>60\%$）供者至少在一侧只具有单支肾动脉，结合术前肾动脉造影，大部分血管损伤得以避免。有时会遇到双侧多支肾动脉的情况，这需要受者手术医师在低温条件下对供肾进行血管重建，以方便最后供受者动脉的原位吻合。两支或三支动脉重建时，较小支可以端侧方式吻合于最大支动脉。小的上极动脉（直径<2 mm）可弃之不用，但下极动脉则需保留，以免危及输尿管血供。

肾切除后远期问题：肾切除后，因残留肾的高滤过率导致 GFR 代偿增高至原有双肾的 $75\%\sim80\%$。代偿程度直接取决年龄依赖的肾脏储备功能。一项肾切除后长达 35 年的随访证实了该手术的安全性。肾功能的降低与那些同龄健康人的肾功能下降有相同趋势。伴随肾脏高滤过率，尿白蛋白分泌可增高，但幅度小，不会引起肾功能的损害。肾切除后高血压的发生，随着年龄增大有所增高，但多数研究表明其发生率在不同年龄群体中有差异。活体供肾者远期存活率并无明显降低，实际上还较正常死亡率低。造成这一结果最可能的原因是只有那些身体健康的人才能成为供者。

2.尸体供肾

一般由相关医院指定的两位独立内科医师宣布供者脑死亡，此外须获得供者亲属的同意。供者往往捐献多个器官，除了肾脏外，还包括肝脏、心脏和胰腺。器官摘取常由肝脏和心脏摘取人员完成。

三、移植技术

双侧髂窝均可用于肾移植，但由于右侧髂窝的髂外血管更加平行，有利于血管吻合，所以右侧髂窝是更好的选择。取下侧腹弧形切口，经腹膜后路径暴露髂血管。

首先采用 5-0 永久单纤维丝线以端侧方式完成供肾静脉和髂静脉吻合。肝素并不需要。游离切断髂内动脉，再行供肾动脉与髂内动脉的端端吻合。对双侧髂内动脉功能受损的男性患者，如糖尿病患者，采用上述方法后，由于阴茎海绵体血供不足加重，术后阳痿较常见。所以如受者有这方面的危险因素，应避免端端吻合方式。正因如此,我们更乐于采用供肾动脉髂外动脉端侧吻合方式。

移植输尿管再植时,常采用膀胱外输尿管膀胱再吻合术(多用 Gregoir-Lich 技术)。与传统的 Politano-Leadbetter 输尿管再植技术相比,该技术并不需要大的膀胱切开,不仅手术时间缩短,术后梗阻的发生率也较低。

四、移植术前术后的近期处理

术前、术后处理可分为外科和免疫抑制两方面。

在患者收入院拟行尸体肾移植之前,术前外科评估应已完成,即经广泛的门诊检查以确定患者是否可以行肾脏移植。术后中心静脉压应保持在正常值的高限,保证有合适的前负荷,尿液排出应以等毫升量液体及时补充。应保证术后尿量 >1 mL/(kg·h),一般常规使用低剂量多巴胺[$2\sim3$ μg/(kg·min)]。如已达上述要求,但尿量仍不满意时,应考虑是否存在其他因素。冷缺血时间或热缺血时间过长易导致术后近期发生 ATN。此外,手术技术问题亦应考虑。多普勒超声检查是最方便的检查方法,可通过移植肾血流情况间接证明有无吻合口漏,也能确定有无输尿管扩张。体液负荷过大可导致肺水肿,为避免这种情况,应在术后中心静脉压过高 >1.4 kPa(14 cmH$_2$O)时限制液体入量,并给予呋塞米。

五、移植免疫生物学和排斥反应

移植相关抗原是表达于细胞表面的糖蛋白。每位个体都有一套各自遗传的移植相关性抗原——人类白细胞抗原(human leukocyte antigens,HLA),其编码基因位于第 6 号染色体上。父母各提供一条编码 HLA 的染色体,并共同表达于子代。这些抗原的作用在于帮助机体识别自我与非我。通过这种方法,细菌和其他有害病原体被认为是非我部分,并被免疫系统破坏。当在两位没有关系的人之间进行器官移植(同种异体移植)时,由于不能识别 HLA,移植器官会被认为非自身器官而被破坏,这种现象称为排斥反应。以同样的方式,在双胞胎间移植的器官则被认为是自身器官而不发生排斥。第一例成功的人类器官移植就是利用这一机制,在一对双胞胎间进行了肾脏移植。

肾移植患者可能发生三种排斥反应,包括超急性、急性和慢性排斥反应。

超急性排斥反应与输血反应类似,是由受者预存抗体介导的体液免疫反应,这些抗体攻击表达于供肾血管内皮细胞表面的 HLA。受者只有通过既往输血、妊娠或移植致敏后,才能产生这些预存抗体。所有待移植受者在术前必须通过供者淋巴细胞和受者血清共同孵育,对这些抗体进行筛查。如果这项交叉配对试验阳性,则提示受者血清中有针对供者 HLA 的抗体,不能进行移植手术。临

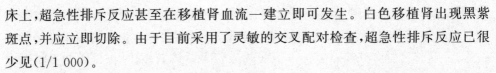

床上,超急性排斥反应甚至在移植肾血流一建立即可发生。白色移植肾出现黑紫斑点,并应立即切除。由于目前采用了灵敏的交叉配对检查,超急性排斥反应已很少见(1/1 000)。

急性排斥多发生于肾移植后第1周和其后数月。主要鉴别诊断有 ATN 和输尿管梗阻。IL-2(interleukin-2)抑制剂(环孢素和普乐可复)可造成移植肾中毒,在诊断急性排斥之前应予以排除。肾移植后,有 25%～55% 的患者发生急性排斥,5%～12% 的患者发生 2 次或 2 次以上。

急性排斥时,T 淋巴细胞是主要的参与细胞。在同种异体移植 T 淋巴细胞表面发现可被外来移植抗原(HLA)激活的受体。T 细胞其他表面抗原有 CD2、CD4、CD8 和 CD25 受体。T 细胞激活后,启动了排斥的级联反应。在这一级联反应的开始,由供体或受者的抗原呈递细胞产生 IL-1,受者的 $CD4^+$ T 辅助淋巴细胞产生 IL-2。这时,MHC-Ⅱ型抗原激活的 $CD4^+$ 细胞克隆扩增。受外源性 MHC-Ⅰ型抗原的刺激,受者 $CD8^+$ 细胞在 IL-2 存在情况下,对移植物进行破坏。临床上,急性排斥患者可出现发热和移植肾压痛。这些症状常不明显,只因肾功能持续恶化即怀疑急性排斥的可能。虽然许多患者通过临床表现就可诊断为急性排斥,但诊断的"金标准"还是肾活检。在进一步治疗激素无效的急性排斥时,大部分患者需行肾活检。使用环孢素后,1 年后移植肾仍有功能的尸体供肾移植达 80% 以上,活体亲属供肾移植达 90% 以上。

慢性排斥指排除其他原因后,移植肾逐步进展性功能丧失的过程。作出慢性排斥诊断之前,须排除其他造成肾功能不全的原因,如急性排斥、感染或尿路梗阻性病变。与超急性排斥和急性排斥不同,慢性排斥的免疫机制还不很清楚。慢性排斥是移植肾远期功能衰竭的最主要原因。尸体肾移植 1 年后,每年有 5%～7% 的移植肾因此而丢失。结果,尸体供肾移植的 1 年肾存活率>80%,但 5 年肾存活率却降至 60%。影响慢性排斥发生的因素包括供肾来源、急性排斥发生的时间和次数、术后感染、缺血性肾损伤、免疫抑制不适当和不遵医嘱用药。目前对慢性排斥还没有有效的治疗方法,许多患者在后期仍不得不恢复透析治疗。有关慢性排斥的原因、发病机制和治疗是当今移植研究的前沿领域。

六、免疫抑制剂

如前所述,超急性排斥是通过抗体介导的,由于当前筛查技术(交叉配对)的应用,现已很少发生。对慢性排斥的研究正在增多,但仍未清楚阐明其发病机制。所以免疫抑制主要针对预防和逆转急性排斥反应。虽然很大部分患者在免疫抑制状态下,仍将发生 1 次以上的急性排斥,但一般情况下,这些急性排斥可以得到逆转。

免疫抑制剂主要应用于以下三方面:①作为免疫抑制诱导剂,在移植后立即使用;②用于免疫抑制维持治疗,在血肌酐正常后开始使用;③治疗急性排斥。

硫唑嘌呤是一种嘌呤类似剂,在 20 世纪 60 年代早期发现具有免疫抑制作用。与激素联合使用,是过去大部分免疫抑制方案中的主要药物。近来,已逐步为麦考酚吗乙酯取代。硫唑嘌呤及其代谢产物与 DNA 结合,抑制细胞有丝分裂和增殖。这种药物的主要不良反应是骨髓抑制,如白细胞计数减少。硫唑嘌呤可用于免疫抑制诱导和维持治疗,但对急性排斥无治疗作用。

糖皮质激素类药物自 20 世纪 60 年代早期即已应用。这类药物有多种免疫抑制和抗炎作用,包括抑制抗原呈递细胞产生 IL-1。因此,糖皮质激素类药物的作用是非特异性的,继发的不良反应也很常见,尤其是在长期大剂量的情况下。糖皮质激素类药物用于免疫抑制的诱导和维持及急性排斥的治疗。

环孢素大约在 1978 年进入临床应用。环孢素对实体器官移植领域具有革命性的影响,引入环孢素后,尸体供肾移植的 1 年肾存活率从 50％ 提高至将近 90％。

抗淋巴细胞/抗胸腺细胞球蛋白(ALG/ATG)是一类异种蛋白,通过人淋巴细胞免疫致敏的实验动物制备所得。抗淋巴细胞/抗胸腺细胞球蛋白可用于免疫诱导和逆转急性排斥。由于其严重的不良反应,ALG/ATG 不是治疗的主流药物。

OKT3 是针对 T 淋巴细胞受体复合物 CD3 的鼠源性单克隆抗体,属针对 T 淋巴细胞的特异性免疫抑制药物。

新的抗体免疫治疗:新的 DNA 技术的应用有助于解决如前所述的单克隆抗体(OKT3)和多克隆抗体(ALG/ATG)相关的临床问题。如发明了嵌合型(basiliximab,舒莱,Simulect)或人源化(da-clizumab,赛尼哌,Xenapac)的特异针对 T 细胞表面蛋白(CD3 受体)的单克隆抗体。由于异种表位的减少,异种抗体产生及由此所致的血清病的发生率也得以降低。这些新的单克隆抗体既减少急性排斥反应的发生而又没有毒副作用,因此目前已取代大部分多克隆抗体,应用于序贯的免疫治疗中。

FK506(他克莫司 tacrolimus,普乐可复,Pro-Graft)是最近才发现的免疫抑制药物。它与环孢素的特性及作用机制类似,也能抑制 CD^+ 细胞产生 IL-2。FK506 在肾移植的临床应用结果显示其与环孢素疗效相似。与环孢素一样,

FK506也用于免疫抑制维持治疗。作为环孢素的替代药物,FK506可避免移植肾发生排斥。

西罗莫司是另一种阻断IL-2作用的免疫抑制剂。与FK506和环孢素不同,西罗莫司似没有肾毒性。西罗莫司与环孢素有协同作用,故两者可以联合应用。

麦考酚吗乙酯是一种抑制嘌呤合成的抗代谢药物。其作用不同于硫唑嘌呤,有更强的淋巴细胞特异性,因此,在当前的大部分免疫抑制方案中已取代硫唑嘌呤。麦考酚吗乙酯在免疫抑制诱导和维持治疗中的疗效良好,使高达50%的术后第1年急性排斥发生率得以降低。

当前的免疫抑制方案因各移植中心习惯和临床研究进展而有所不同。美国大多数医疗机构的免疫诱导方案采用联合使用泼尼松和一种抗代谢药,用或不用抗CD3或CD25抗体。该方案避免了环孢素或FK506在移植早期对移植肾的毒性作用。对亲属活体供肾移植,一般在术中给予受者泼尼松龙7 mg/kg。术后次日,开始口服环孢素[5 mg/(kg·12 h)]或他克莫司[0.1 mg/(kg·12 h)],并分别使治疗浓度维持在200~250 μg/L和10~15 μg/L;此外,还予以麦考酚吗乙酯。进行尸体供肾移植时,对于可能发生ATN、移植肾功能延迟恢复或高免疫风险者[再次移植者或群体反应性抗体(panel reactive antibodies),PRA>15%],术中给予OKT3(5 mg)或术前给予赛尼哌(1 mg/kg)。这些药物的使用直至患者血清肌酐正常(<2.5 mg/dL),一般需要5~14天。然后开始给予环孢素[5 mg/(kg·12 h)]或他克莫司[0.1 mg/(kg·12 h)],当环孢素血清浓度合适后,停止抗体类药物。逐步调整患者的个体用药剂量,患者开始联合维持治疗后即可出院回家。这种方案称为序贯IL-2抑制四联方案。对于急性排斥患者,通常给予大剂量糖皮质激素药物(7 mg/kg)3天,如患者对糖皮质激素药物无反应,则行移植肾活检,根据活检结果予以相应处理。对于中度至重度排斥者,一般使用OKT3(5 mg)7~14天。同时监测CD3细胞水平,如绝对数>50/mm³,需加大用药剂量。

七、并发症

(一)手术相关性并发症

移植术后可发生各种手术相关性并发症,包括肾动脉或肾静脉闭塞、肾动脉狭窄、输尿管尿漏、输尿管闭塞和淋巴囊肿。

移植肾动脉突然闭塞少见(发生率<1%),但可造成术后尿突然减少或没有。如已排除Foley尿管堵塞,术后多尿期肾脏突然没有尿液排出,需紧急再手

术探查。这时,正确的诊断和处理是挽救移植肾的唯一机会。

对远期移植肾动脉狭窄的认识较为深入,最近的回顾性研究显示这种并发症的发生率为1.5%~8.0%。原因既与手术相关,也有免疫因素。患者可表现为难以控制的高血压、移植肾部位杂音或肾功能逐步恶化。出现上述情况时,虽然排斥或环孢素中毒的可能更大,但须考虑动脉狭窄的可能。彩色多普勒超声是有效的非侵入性检查方法,也能提供准确的报告,但确诊依赖于肾动脉造影。治疗包括手术矫正或经皮腔内血管成形。尽管有争议,一般认为经皮腔内血管成形更适于小的节段性或壁内动脉狭窄及进一步手术风险高的患者。

尿路并发症不多见,大部分报道其发生率是2%~5%。特异性的手术相关性并发症包括吻合口漏、输尿管或吻合口狭窄、输尿管梗阻和输尿管膀胱破裂。临床表现为尿量减少或移植肾功能不全。大多数此类并发症可通过超声肾扫描得以诊断。淋巴囊肿也是一种术后并发症,认为是由于游离髂血管时淋巴管破坏所致。其发生率为6%~18%,大部分无症状并在数月后自行消失。临床表现取决于盆腔受压程度,包括伤口肿胀、同侧下肢水肿和移植肾功能不全。超声检查可对此作出诊断。最近一项多变量分析研究显示。急性排斥可能是有症状淋巴囊肿形成的主要因素。治疗方法是经腹腔镜囊肿开口并引流入腹腔。经皮囊肿引流只用于诊断,而无治疗作用。

早期急性肾衰竭或ATN可见于5%~40%的尸体供肾移植。这种情况多由于冷缺血时间或吻合时间过长所致。年龄较大或不稳定供肾更易发生这种并发症。超声扫描显示肾血流良好,肾小管功能差,并经双相超声排除其他尿路梗阻等原因后,ATN可得以确诊。

ATN可采用等待和支持治疗,有时需数周时间才可缓解。形态学上,移植肾ATN与原肾ATN不同,前者的间质渗透和肾小管坏死细胞增加。ATN与远期移植肾功能预后及更易发生急慢性排斥是否相关仍存在争议。ATN期间的免疫抑制方法包括序贯应用ALG/ATG或抗CD25单克隆抗体,密切监测IL-2抑制剂(环孢素或他克莫司)浓度,移植肾活检以发现可能存在的排斥反应。

(二)非手术相关性并发症

非手术相关性并发症主要有感染和肿瘤。最近研究显示,移植术后感染是造成移植后患者死亡的第2位常见原因。围术期预防性应用抗生素有效降低了肾移植患者伤口感染的发生率(约1%)。甲氧苄啶-磺胺甲基异唑(trimethoprim-sul-fa-methoxazole,TMP-SMX)可减少尿路感染和卡氏肺囊虫感染75%以上,术后常规使用。如对磺胺药物过敏,吸入喷他脒替代亦有效。虽然还没有抗生素或抗真菌药物膀胱灌注的随机研究,但许多移植中心常规采用此方法。

术后 2~6 个月,机会性感染最常见。由于免疫抑制剂抑制了机体的免疫反应,移植后患者最易发生病毒和细胞内病原体感染。这一时期,最常见的致病病毒是巨细胞病毒(cytomegalovirus,CMV),可造成 35% 的患者出现有症状感染,2% 的移植受者死亡。受体血清 CMV 抗体阴性而供者血清阳性时,发生有症状CMV 感染的概率最高(50%~60%)。最初的临床表现是流感样症状,如发热、乏力、不适、肌痛和关节疼痛。如未治疗,可出现特异器官的感染,主要影响呼吸系统、泌尿系统和消化系统。早期,常见的实验室检查表现有血清转氨酶增高和不典型的淋巴细胞增多,白细胞计数减少和血小板计数减少也常见。细胞培养是目前最常用的检测活动感染的方法。确定 CMV 感染后,治疗方法有减少免疫抑制药物用量、支持治疗(如补液、退热)和给予更昔洛韦等抗病毒药物。对于CMV 感染的肾移植患者,更昔洛韦可减少病毒的扩散、缓解症状及抑制 CMV病的进展。术后前 6 个月,预防性口服阿昔洛韦可有效抑制病毒感染。使用OKT3 的患者预防性应用更昔洛韦能减少 CMV 感染。

免疫抑制的另一影响是增加肿瘤的发生率。环孢素应用于临床后,对恶性肿瘤的发生情况进行研究显示淋巴瘤和 Kaposi 肉瘤的发病率增加。尸体供肾移植者发生移植后淋巴增殖性疾病(post-transplant lymphoproliferative disorders,PTLD)的概率是 2.5%。环孢素使用者开始出现 PTLD 的平均时间是15 个月,其中 32% 在同种异体移植后 4 个月内即发生。术后早期 Epstein-Barr病毒感染可能是主要的危险因素。患者的移植肾可被累及,也可不被累及。采用免疫组化方法,如有单克隆或多克隆的 B 淋巴细胞增殖,则可确定病变。减少或停止免疫抑制治疗可能恢复机体免疫系统,而使 PTLD 得以控制。单克隆PTLD 的预后更差,但如及早停止免疫抑制治疗,也有得以缓解的报道。

第四章

膀胱功能障碍

第一节　神经源性膀胱

神经源性膀胱是一类由神经性病变导致膀胱、尿道功能失常,由此而产生一系列并发症的疾病的总称。

一、病因

所有能累及与排尿生理活动有关的神经调节过程的病变,包括中枢性、外周性及外伤和炎症等,都有可能影响正常的膀胱尿道功能,导致神经源性膀胱。

(一)中枢性神经系统疾病

几乎所有的中枢性神经系统疾病,如脑血管意外、帕金森病、多系统萎缩、脊髓损伤、脊髓神经管闭合不全等,都可影响正常排尿生理过程,表现出各种类型的排尿功能障碍,对人体的危害性也最大。

(二)外周性神经系统疾病

主要影响外周神经的传导功能,如糖尿病可导致末梢神经纤维营养障碍,盆腔手术导致的支配膀胱尿道功能神经损伤等,以膀胱排空障碍为主要表现形式。

(三)感染性疾病

神经系统的感染性疾病,如带状疱疹、急性感染性多发性神经根炎等,如病变累及支配膀胱及尿道括约肌的神经中枢或神经纤维,可以导致膀胱及尿道功能障碍。

1990年,国际尿控学会将排尿功能分为充盈/储尿期和排尿/排空期两部分,并基于所获得的尿动力学资料对患者不同期的功能逐一描述。该分类系统能较为详尽而准确描述患者膀胱尿道功能的病理生理特征。

二、临床表现

神经源性膀胱不是一种单一的疾病,不同类型、不同程度的神经病变,可以导致膀胱、尿道功能的不同改变,如膀胱壁的顺应性可以从高顺应性到低顺应性,膀胱逼尿肌收缩力的改变可以从无收缩力到反射亢进,膀胱逼尿肌和尿道内、外括约肌间的协调性也可从协调到不同程度的不协调。因此神经源性膀胱的症状也没有特异性。

按照排尿周期的变化,可以将症状分为储尿期症状和排尿期症状。储尿期主要表现为尿频、尿急、尿失禁,伴或不伴有膀胱感觉异常(感觉低下或感觉过敏)或膀胱疼痛;排尿期的主要表现是排尿前等待、尿线细、排尿费力、间断性排尿、腹压排尿、终末尿滴沥等,伴或不伴有排尿感觉异常或排尿疼痛,可出现急、慢性尿潴留。

采用问卷调查、排尿日记和尿垫记录漏尿量等方法,对排尿异常症状进行量化评价,能为疾病的诊断和治疗前后疗效的评判提供更为客观的依据。目前常用的有关下尿路症状的问卷调查表为国际前列腺症状评分(IPSS)和生活质量评估(QOL)。

三、诊断

(一)神经系统病史

在接诊神经源性膀胱患者时要详细了解患者的神经系统状况,如有无先天性疾病、外伤、帕金森病和脑血管意外等病史,并进行神经学的相关检查。此外,还需了解患者有无与神经性疾病相关的性功能及排便功能异常,如阴茎勃起功能障碍、便秘等。

(二)体格检查

除了必要的全身系统检查外,着重进行泌尿外科专科检查和全身神经系统检查。

1.泌尿系统专科检查

除了常规专科检查外,与神经源性膀胱相关的重点检查应加以注意,如检查腰背部皮肤有无色素沉着、毛细血管扩张、皮肤凹陷、局部多毛、皮赘和皮下囊性包块等现象,以间接了解有无先天性脊柱发育畸形的存在;女性患者进行双合诊检查,了解有无阴道壁萎缩或盆腔脏器脱垂的表现;直肠指诊除了解前列腺和直肠内情况外,还应仔细感触肛门括约肌的张力和肛周感觉。

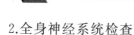

2.全身神经系统检查

(1)精神状态:通过简单的检查可以大致了解患者的精神状态,还需进一步评估患者的感知能力、定位能力、记忆、语言表达和理解能力等。有些神经系统疾病,如多发性硬化症、老年性痴呆和颅内肿瘤等,对患者的神志和排尿功能都有影响。

(2)运动功能检查:主要用于评价相应部位肌力的大小,一般情况下,肌力减弱表示相应的支配外周神经损伤;而肌力亢进多见于对应脊髓节段以上部位的中枢神经系统损伤。

(3)感觉功能检查:某个区域皮肤的感觉缺损可以定位于相应的一个或多个脊髓节段,往往能提示脊髓损伤的部位。几个比较重要的皮肤区域对应的脊髓节段:T_{10}为脐平面;L_3为前膝;$S_{3\sim5}$为会阴和肛周皮肤。比较特殊的是阴囊或阴唇前部的皮肤感觉神经纤维来源于胸腰部脊神经根,而后部及会阴部皮肤的感觉神经则来自骶神经。

(4)神经反射检查:神经反射可以客观地证实神经损伤的存在和定位,最常用的检查方法如下。①球海绵体反射(bulbocavernosus reflex,BCR):为双侧性的、脊髓和躯体性的神经反射。这种反射弧的传入和传出神经纤维均来自阴部神经,其反射中枢位于$S_{2\sim4}$。当用针刺阴茎头的背部时或轻捏阴茎头施以少许压力时,就可以引出这一反射,它表现为球海绵体肌和肛门外括约肌的收缩。这一反射也能通过更为可靠的电刺激和肌电图记录来定量测量。②提睾反射:是一个同侧的、表浅的躯体性反射。利用大头针的钝头轻划大腿内侧皮肤,便可引起这一反射。反应为同侧睾丸的升高。该反射由髂腹股沟和生殖肌神经调节,其反射中枢位于$L_{1\sim2}$。这种激发的提睾反射的出现是较缓慢的,就像在性唤起过程中所见到的那样。无论外周反射弧的任何部分的损伤或中枢神经元的损伤,这一反射都会消失。

(三)实验室检查

尿常规检查了解有无泌尿系统的感染及血尿、蛋白尿的存在;血清肌酐和尿素氮检查可以监测肾功能的状态。

(四)特殊检查

可以借助 X 线、CT、MRI 及电生理学等手段检查原发的神经系统性疾病,相对泌尿系统而言,应该采取一定的手段在疾病的不同阶段动态了解泌尿系统的形态和功能。

1.上尿路功能检查

对存在上尿路功能损害风险的患者,如在储尿期和排尿期膀胱内压较高、逼尿肌-括约肌协同失调和输尿管反流的患者,可以通过 B 超、排泄性静脉尿路造影和肾图等手段评价肾输尿管的形态和功能。

2.下尿路检查

膀胱尿道造影可以了解膀胱解剖形态、有无膀胱-输尿管反流,以及有无膀胱内结石、憩室和膀胱输出道梗阻等。在女性还可判断尿道的活动性及有无膀胱后壁及尿道膨出。尿道膀胱镜并非神经源性膀胱的必要检查手段,可用于怀疑有膀胱尿道内肿瘤,或需了解有无膀胱、尿道解剖和结构异常的患者。

(五)尿动力学检查

目前为止,尿动力学检查是唯一一种能同时准确评价膀胱尿道功能和形态的方法,并能提供下尿路状况对上尿路功能变化的潜在影响。同时,尿动力学检查结果是神经源膀胱分类的重要依据。

1.常规尿动力学检查

(1)尿流率:最大尿流率最有临床价值,正常情况下男性≥15 mL/min,女性≥25 mL/min。该指标受膀胱内初始的尿量、逼尿肌收缩力和/或尿道阻力的影响。完成尿流率检测后立即测量残余尿量,能更全面准确反映膀胱、尿道功能。

(2)储尿期的膀胱尿道功能检查。膀胱感觉异常可通过询问膀胱充盈过程中患者的排尿感觉,以及相对应的膀胱容量加以判断和描述。可分为以下几种异常表现。①膀胱感觉过敏:常见于各种膀胱炎及特发性感觉过敏。②膀胱感觉减退或缺失:常见于骶髓损伤、糖尿病性、盆腔手术后等因素造成的膀胱尿道功能障碍,也可见于膀胱出口梗阻所致的慢性尿潴留等疾病。

逼尿肌活动性异常:正常情况下,膀胱充盈时,逼尿肌松弛、舒展以允许膀胱容积增大,逼尿肌稳定,不出现无抑制性逼尿肌收缩,并可以抑制由激惹试验诱发出的逼尿肌收缩,而始终保持膀胱内低压状态。由于神经控制机制的异常所导致的逼尿肌过度活跃,称之为逼尿肌反射亢进(DHR)。在诊断 DHR 时必须具备神经系统病变的客观证据,常见于中枢神经系统的多发性硬化症、脑血管疾病、脑脊膜肿瘤和骶上脊髓损伤等病变。由于盆腔手术,或糖尿病等导致支配膀胱的神经末梢功能损坏,可能导致逼尿肌收缩力明显减弱,甚至缺失。

膀胱顺应性(BC)异常:正常膀胱,从空虚到充盈状态逼尿肌压力仅经历较小的变化 1.0~1.5 kPa(10~15 cmH₂O)。一些神经性病变可以影响 BC,如骶髓上神经损伤的神经源性膀胱,逼尿肌失去上中枢的抑制,因而导致膀胱壁张力增高,BC 下降;而盆腔手术后,或糖尿病性神经源性膀胱,膀胱失去神经支配,因而 BC 增大。

功能性膀胱容量(FCC)改变:FCC 即为膀胱充盈过程中所能达到的最大充盈液体量。一般正常男性的 FCC 为 $300 \sim 750$ mL,正常女性 FCC 为 $250 \sim 550$ mL。神经源性膀胱因病因的不同,FCC 也可有较大差异,并常伴有膀胱感觉的异常。

漏尿点压:指尿液从尿道口流出时的膀胱压力。根据驱使尿液流出的膀胱压力产生机制的差异,将其分为两种,即膀胱漏尿点压力(bladder leak point pres-sures,BLPP)和腹压漏尿点压(abdominal stress leak point pres-sures,ALPP)。

BLPP 又称之为逼尿肌漏尿点压(detrusor leak point pressure,DLPP),定义为在缺乏逼尿肌收缩的前提下,膀胱充盈过程中出现漏尿时的最小膀胱压。一般认为当 BLPP 大于 4.0 kPa(40 cmH$_2$O)的时候,发生输尿管反流和肾积水等上尿路功能损坏的可能性远大于 BLPP 小于 4.0 kPa(40 cmH$_2$O)的患者。

尿动力学检查时,在缺乏逼尿肌无抑制性收缩及腹压改变的前提下,灌注过程中实时膀胱压在减去膀胱压的基础值后,达到 4.0 kPa(40 cmH$_2$O)时的膀胱容量为相对安全膀胱容量。相对安全膀胱容量越小,意味着膀胱内处于低压状态的时间越短,上尿路扩张发生越早扩张程度也越严重;BLPP 相对应的膀胱容量称为漏尿点压时的膀胱容量,若 BLPP 大于 $3.5 \sim 4.0$ kPa($35 \sim 40$ cmH$_2$O),则漏尿点压膀胱容量于相对安全膀胱容量之差越大,意味着膀胱内压高于 $3.5 \sim 4.0$ kPa($35 \sim 40$ cmH$_2$O)时间越长,而且病变的隐蔽性亦越大,因而发生上尿路损害的危险性越大。

ALPP 又称为应力性漏尿点压(stress leak point pressures,SLPP),其主要用以反映尿道括约肌的关闭能力,特别是能够量化反映随腹压增加时的尿道括约肌关闭能力,多用于压力性尿失禁的诊断和分型。

(3)排尿期的膀胱尿道功能检查:排尿期压力-流率测定是目前对于排尿功能进行定量分析的最好方法。相对神经源性膀胱而言,主要有两个方面的问题,即各种神经性疾病导致逼尿肌收缩力减弱,如糖尿病、盆腔脏器手术等;或导致逼尿肌内和/或外括约肌协同失调造成的排尿阻力增加,如骶髓上的脊髓病变等,两者的最终后果都是导致尿流率减低,排尿困难,甚至丧失自主排尿能力,并可导致不同程度的残余尿量,乃至尿潴留。

(4)尿道压力测定:用于反映储尿期尿道各点控制尿液的能力,较少用于神经源性膀胱功能的诊断。

（5）肌电图：正常情况下，随着膀胱充盈肌电活动逐渐增强。咳嗽用力使腹压突然增加的同时肌电活动也突然增加。排尿时，肌电活动消失且肌电活动变化稍早于逼尿肌收缩。排尿结束，肌电活动再次出现。若排尿时肌电活动不消失或消失不全，应考虑逼尿肌尿道外括约肌协调失调，如见于脊髓发育不良患者。

2.影像尿动力学检查

影像尿动力学检查可更精确评估所存在的尿动力学危险因素，明确神经源性膀胱产生症状的原因，还可以观测膀胱输尿管反流出现的时间和程度。

3.尿动力学检查过程中的特殊问题

在尿动力学检查及分析结果的过程中，有些问题应该特别关注。

（1）自主神经反射：对高位脊髓完全性损伤患者，在检查过程中要预见到自主神经反射的发生，并做好防范措施。

T_5 及其以上的脊髓横断性损伤可导致位于胸腰段的调节心、血管系统的交感神经元失去血管运动中枢的控制，容易受逼尿肌的兴奋诱发自主神经反射亢进。后者是高位截瘫最严重的并发症，轻者出现头痛、恶心、皮肤潮红、出汗及血压升高，重者可发生高血压脑病和高血压危象，甚至出现颅内出血、心律失常和心力衰竭等严重后果，进而威胁患者的生命。

在对高位截瘫患者进行尿动力学检查时，在膀胱充盈过程中，应采用低速缓慢灌注，同时密切观察自主神经反射亢进的临床表现，注意血压的变化。头痛、出汗、恶心等症状是自主神经反射亢进的信号，应加以警惕。如果发现血压急剧升高，立即停止灌注，排空膀胱，并给予 α 受体阻滞剂等药物降低血压，以防止脑出血等并发症的发生。

（2）原发性神经病变与尿动力学检查结果间的关系：大多数神经源性膀胱患者，依原发性神经病变导致神经源性膀胱机制，其尿动力学检查结果可能会有一定的规律性，但并非所有情况都是如此。以脊髓损伤导致的神经源性膀胱为例，许多文献报道脊椎损伤的部位与尿动力学的改变并无严格的对应关系，甚至无法用现有的理论推测为什么这个部位的脊髓损伤会导致这样的临床症状及尿动力学检查结果。因此不能单纯性根据原发神经病变的性质来臆断排尿功能异常的类型，对该类患者的排尿功能准确评价，取决于及时和动态的尿动力学检查。

四、治疗

近年来，随着尿动力学检查技术的发展、新的治疗药物和器械的临床应用，神经源性膀胱的治疗手段和效果都有了较大的改善。具体针对每一例患者而言,其治疗方法应结合患者的病情采取个体化治疗方案。

(一)神经源性膀胱治疗原则

(1)"平衡膀胱"的概念及神经源膀胱治疗目的在对神经源膀胱处理过程中,保护上尿路功能是治疗的重点,其中建立及维持对上尿路无损害威胁的"平衡膀胱"是治疗的最主要目标。在很多情况下,神经源性膀胱患者不能恢复正常的排尿功能,但必须在治疗的基础上建立"平衡膀胱"。其基本的要求为膀胱能低压储尿并有较大的膀胱容量,能在不用尿管下排空膀胱,无尿失禁,上尿路功能不受损害,方法如降低尿道阻力以适应逼尿肌收缩无力,获得膀胱排空;用人工尿道括约肌替代关闭不全或功能亢进的尿道括约肌等。

(2)尿动力学检查结果作为选择治疗方案依据尽管神经源膀胱的临床表现都是排尿功能障碍,但因神经损伤的部位及病程的差异,膀胱尿道解剖及功能的病理变化迥异。因而神经源性膀胱的治疗必须依照实时尿动力检查的结果,而不是仅仅参考神经系统的病史及检查。

(3)积极治疗原发病,定期随访因为导致神经源性膀胱的神经性疾病往往是动态变化的,因此需要对每一个神经源性膀胱患者进行严格的追踪随访,以根据患者的当时情况决定是否需要相应更改治疗方案,或了解是否有新出现的需要治疗的并发症。

(4)预防和治疗并发症,改善患者生活质量保护逼尿肌功能,积极预防和治疗尿路感染、肾积水、膀胱输尿管反流和泌尿系统结石等并发症,采用合理的排尿或集尿等辅助装置,减轻痛苦,提高患者生活质量。

(二)保守治疗

各类保守治疗的手段和理念应终生贯穿于神经源性膀胱患者的各个治疗阶段,但应严格掌握指征。

1.行为疗法

即通过患者的主观意识活动或功能锻炼来改善膀胱的储尿和排尿功能,从而达到下尿路功能的部分恢复,以便减少下尿路功能障碍对机体功能的损害。行为疗法包括盆底锻炼、生物反馈和膀胱训练等。

盆底锻炼(pelvic floor exercises,PFE),又称"Kegel锻炼",指患者有意识地对以提肌为主的盆底肌肉进行自主收缩以便加强控尿能力,可作为基本锻炼方法或作为其他治疗的辅助锻炼方法。

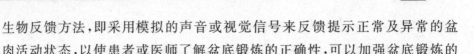

生物反馈方法,即采用模拟的声音或视觉信号来反馈提示正常及异常的盆底肌肉活动状态,以使患者或医师了解盆底锻炼的正确性,可以加强盆底锻炼的效果。

2.排尿功能的管理

(1)手法辅助排尿:最常用的手法是 Vals-alva 法(腹部紧张)和 Crède 法(手法按压下腹部)。这两种方法通过腹部按压能促进膀胱排尿,但大部不能排空。对于盆底肌完全弛缓性瘫痪的患者,这些手法可诱发机械性梗阻。长期的 Valsalva 或 Crède 手法排尿还可能导致后尿道的压力增高,尿液向前列腺和精囊的流入诱发前列腺炎或附睾炎及其他并发症。这些非生理性的高压力亦能造成上尿路的反流,应慎重掌握指征。

膀胱按压只可用于逼尿肌活动功能下降伴有括约肌活动功能降低的患者。需强调的是括约肌反射亢进和逼尿肌-括约肌协调失调禁忌做膀胱按压。此外,膀胱-输尿管-肾脏反流、男性附件反流、各种疝和痔、有症状的尿路感染及尿道异常也均属于禁忌。

对于膀胱颈及近端尿道 α 受体兴奋性增高的患者,可考虑服用 α 受体阻滞剂或行膀胱颈内口切开术,以减低尿道阻力,减少残余尿量。

(2)反射性触发排尿:膀胱反射触发包括患者和陪护人员用各种手法刺激外感受器诱发逼尿肌收缩。定期触发排空的目的是恢复对反射性膀胱的控制,即患者需要排尿时就能触发膀胱收缩。这种治疗方法多用于骶髓以上部位脊髓损伤患者,但临床效果并不十分理想。

反射性排尿是骶髓的非生理性反射,必须通过每天数次的触发才能诱发出,具有潜在的危险性,有报道称可出现膀胱形态改变、功能减退、肾盂积水和肾功能破坏。

因此,在触发性排尿的起始和实施过程中都应做尿动力学及其他相关检查。必须符合下列条件者才能进行这种训练:①患者膀胱容量和顺应性能维持4 小时不导尿。②尿液镜检白细胞≤10 个/高倍视野。③无发热。④无持续菌尿出现。

该方法最适合于括约肌或膀胱颈切开术后的骶髓上脊髓损伤患者,以维持和改善自发反射性排尿。若患者伴有下列情况:逼尿肌收缩不良(收缩太弱、太强,收缩时间过短、过长)、引发非协调性排尿、膀胱-输尿管-肾盂反流、男性患者流向精囊和输精管反流、不可控制的自发性反射障碍或复发性尿路感染持续存在,则不宜采用触发性排尿法。

（3）辅助导尿器具治疗。留置导尿及膀胱训练：脊髓损伤早期膀胱功能障碍主要表现为尿潴留，许多患者接受留置导尿的方式处理，但要注意保持尿管朝向正确的方向和夹放导尿管的时间。膀胱贮尿在 300～400 mL 时有利于膀胱自主功能的恢复。因此，要记录水的出入量，以判断放尿的时机。留置导尿时每天进水量须达到 2 500～3 000 mL，定期冲洗膀胱，每周更换导尿管。

长期经尿道留置导尿管可导致反复的尿路感染和尿管堵塞、膀胱挛缩、继发性结石等并发症。在高位截瘫的患者，导管阻塞、尿潴留可能会诱发自主神经性反射。在男性还很容易导致尿道狭窄、男生殖系统的并发症，如阴囊脓肿、尿道瘘、尿道狭窄、尿道憩室和附睾炎等。即使采用经耻骨上膀胱造瘘引流的方法，也只能减少男性生殖系统的并发症。由于造瘘管的持续引流，久而久之膀胱失用性萎缩，造成换管困难而容易损伤膀胱引起出血；另外造瘘管不能与腹壁组织紧密粘连，容易从造瘘管旁溢尿，导致患者生活不便。

阴茎套集尿：阴茎套集尿的目的是男性患者把漏出的尿液收集到一个容器中，防止了尿液溢出，使小便管理更卫生，减少难闻的气味，改善了生活质量。

采取此种方法管理排尿的患者一定要行尿动力学检查，了解尿失禁的原因。若患者为小容量低顺应性膀胱，由于逼尿肌无抑制性收缩，或膀胱内持续高压导致的漏尿，长期用此方法管理排尿是一种非常危险的处理措施。不解决膀胱内高压的问题最终会导致膀胱输尿管反流，以及肾功能损坏，进而威胁患者的生命。

因而这种方法只能用于有一定的膀胱安全容量及足够低的膀胱逼尿肌漏尿点压的患者。该疗法实际上是对尿失禁的姑息治疗，尽管阴茎套明显优于尿垫，但能引发很多问题和并发症。阴茎套固定太紧，时间过长会引起皮肤的机械性损伤，从而继发阴茎损伤。皮肤对阴茎套过敏也是引起皮肤损伤的常见原因。此外，阴茎长期浸泡在阴茎套内，潮湿的环境有可能导致阴茎皮肤的感染，进而诱发逆行尿路感染。

（4）间歇性导尿术（intermittent catheterization，IC）：是指定期经尿道或腹壁窦道插入导尿管以帮助不能自主排尿的患者排空膀胱或储尿囊的治疗方法。无菌性间歇性导尿术（aseptic in-termittent catheterization，AIC）在医院内由医务人员操作，多用于需要短期进行间歇性导尿以排空膀胱，和/或促进膀胱功能恢复的患者，如由于神经性、梗阻性或麻醉后的种种原因所引起的暂时性尿潴留或排空不完全，或脊髓损伤早期的脊髓休克期，或用于长期需要间歇性导尿患者早期，以帮助患者建立个体化的间歇性导尿方案。

自我间歇性清洁导尿(clean intermittent self-catheterization,CISC)多用于需要长期接受间歇性导尿的患者,在医师的指导下,患者在医院外自己操作,或由家属辅助完成导尿。

间歇性导尿能够达到膀胱完全排空而下尿道没有持续留置的异物,因而有很多优点:①降低感染、膀胱输尿管反流、肾积水和尿路结石的发生率,是目前公认的最有效的保护肾功能的方法。②可以使膀胱周期性扩张与排空,维持膀胱近似生理状态,促进膀胱功能的恢复,重新训练反射性膀胱。③减轻自主神经反射障碍。④阴茎、阴囊并发症少。⑤对患者生活、社会活动影响少,男女患者均能继续正常的性生活。在不同脊髓损伤部位和程度的患者中,间歇性导尿是保护膀胱顺应性,减少与之相关上尿路并发症的最好方法。与间歇性导尿相比,经尿道或耻骨上径路留置导尿管、反射性排尿、尿垫处理尿失禁等方法有更多更严重的并发症和更差的预后。

(5)经尿道留置支架术:该方法主要用于治疗尿道括约肌张力增高而膀胱容量及顺应性尚可的脊髓损伤性神经源性膀胱患者,能显著降低平均排尿压和残余尿量,改善膀胱自主性反射失调症状,提高排尿节制能力,使患者从尿管治疗的负担中解脱,获得良好的社会心理益处。

3.药物治疗

因神经源性膀胱的发病机制及类型不同,药物的选择需要根据患者的具体尿动力学表现类型,如选用α受体阻滞剂盐酸坦索罗辛、特拉唑嗪、多沙唑嗪等降低尿道内括约肌张力;选用M受体阻滞剂奥昔布宁、托特罗定、曲司氯铵等减低膀胱逼尿肌兴奋性。此外对神经源性损伤和疾病所致的逼尿肌活动亢进患者,口服药物疗效不佳者,可采取膀胱内药物破坏去神经性治疗,主要方法有辣椒辣素或RTX膀胱内灌注、膀胱壁卡尼汀注射等。

(1)辣椒辣素和RTX:辣椒辣素对膀胱的作用机制还没有完全了解,一般认为其临床疗效是阻断膀胱感觉传入神经的结果。辣椒辣素刺激膀胱感觉神经无髓鞘C纤维,通过释放P物质使初级传入神经纤维丧失活性而增加膀胱容量。RTX是从一种从大戟色素体(类似仙人掌的植物)中提取的辣椒辣素类似物。与辣椒辣素分子结构和药理作用类似,但RTX辣度为辣椒辣素的1 000倍,而局部刺激作用明显小于辣椒辣素。

(2)A型肉毒杆菌毒素:A型肉毒杆菌毒素(botulinum-A toxin,BTXA)是由肉毒梭菌产生的一种神经毒物,其能阻止神经肌肉接头处胆碱能神经末梢乙酰胆碱的释放。研究表明逼尿肌局部注射BTXA可造成神经肌肉传导阻滞,可用于高张力神经源性膀胱,使逼尿肌失去神经支配后松弛,降低膀胱储尿期压力和增加膀胱容量;亦可经尿道行尿道外括约肌内注射射 BTXA,用于伴有明显的逼尿肌-外括约肌协同失调的患者,再配合各种手法诱发排尿反射,也能显著降低患者尿道阻力,减少残余尿量。

4.电、磁刺激治疗

电刺激在治疗神经源性膀胱方面有一定的疗效。它主要是通过刺激盆腔组织器官或支配它们的神经纤维和神经中枢,从而对效应器产生直接作用,或对神经通路的活动产生影响,最终改变膀胱尿道的功能状态,改善储尿或排尿功能。

(1)骶神经前根电刺激:1976 年英国 Brin-dley 和美国 Tanagho 利用横纹肌与平滑肌的收缩特性不同,即前者的收缩、舒张反应远较后者为快的特点,将骶神经前根电刺激(sacral anterior root stimulation,SARS)技术应用于人体,并配合进行骶神经后根切断去传入,以扩大膀胱容量和减轻括约肌的不协调收缩,获得了良好的排尿效果,被认为是治疗 SCI 患者排尿功能障碍的最理想方法。

进行 SARS 排尿必须具备两个先决条件:①患者的骶髓-盆腔副交感传出通路完整。②患者的膀胱未发生纤维化,具有较好的收缩功能。

Brindley 认为下列患者可供选择:①反射性尿失禁的女性,因为女性缺乏合适的体外集尿装置,且女性骶神经后根切断后对性功能影响很小。②不存在反射性阴茎勃起的男性,或明确表示对性功能无要求的男性。③反复发生尿路感染的患者。④由膀胱或直肠激发存在自主神经反射亢进的患者。⑤截瘫患者较四肢瘫者为好,这类患者手部功能不受影响,可自己操作体外无线电刺激器。

(2)骶神经调节:骶神经调节又称为骶神经刺激(sacral nerve stimulation,SNS),作为排尿功能障碍的一种治疗手段,近年来在欧美非常流行,被誉为对传统治疗方法的革新。骶神经调控的机制是通过"电发生器"发出短脉冲刺激电流连续施加于特定的骶神经,以此剥夺神经细胞本身的电生理特性,干扰异常的骶神经反射弧,进而影响与调节膀胱、尿道括约肌及盆底等骶神经支配的效应器官,起到"神经调节作用",不仅对排尿异常有调节作用,同时对"排便障碍"同样亦有效。目前 SNS 治疗急迫性尿失禁、尿急尿频综合征和慢性尿潴留通过了美国 FDA 的批准。

在既往 SNS 多中心临床试验中,神经源性疾病及以疼痛作为原发症状者被排除在外,但包括了尿频尿急合并疼痛的患者。已有少量的临床研究表明,SNS 在部分神经源性疾病引发的排尿功能障碍,如多发性硬化症、隐性脊柱裂等也有较好疗效。

(3)功能性磁刺激(functionalmagnetic stim-ulation,FMS):磁刺激是根据法拉第原理设计的,即利用一定强度的时变磁场刺激可兴奋组织,从而在组织内产生感应电流。研究人员发现,利用高速功能性磁刺激器刺激骶部神经有助于排尿,可用于 SCI 后神经源性膀胱的治疗,其确切机制目前尚不十分清楚。SCI 后神经源性膀胱常与逼尿肌的过度兴奋有关,通过刺激盆底神经的肛门直肠分支、阴部神经和下肢肌肉的神经可以抑制逼尿肌的过度活动,刺激 S3 传入神经根也可以激活脊髓的抑制通路。另外刺激盆底的感觉传入神经通路也可能直接在脊髓水平或经其他神经旁路抑制逼尿肌运动神经元的冲动,从而抑制排尿反射或逼尿肌不稳定收缩和反射亢进。

(4)针灸治疗:针灸是祖国医学灿烂的瑰宝,与西医相比有着其自身的优越性和独特之处。针灸治疗主要是以中医的基本理论为指导,通过针灸刺激人体一定的部位,从而调理人体的各个脏腑、经络、气血的功能,以达到治疗疾病的目的。在临床工作中,针灸在治疗神经源性膀胱方面也能起到一定的疗效,为临床治疗神经源性膀胱提供了新的思路和方法,再配合其他的治疗方法,往往能起到积极的治疗效果。

(三)神经源性膀胱的手术治疗

1.膀胱扩大术

由先天性脊髓发育不良、脊髓脊膜膨出和高位脊髓损伤等原因所致的神经源性膀胱,膀胱容量小,逼尿肌反射亢进伴/不伴有低顺应性膀胱,药物或神经刺激治疗改善不明显的患者,可以考虑行肠膀胱扩大术,或自体膀胱扩大术,以建立一个低压大容量的储尿囊。目前手术方式向大容量、低压和可控方向发展,同时保留了膀胱三角区和正常的排尿途径,避免了尿流改道引起的并发症和生活不便。具体术式可采取自体膀胱扩大术、回肠膀胱扩大术、结肠膀胱扩大术等,对于术后仍不能自主排空膀胱的患者,仍需要配合采用间歇性导尿。若患者不适合做膀胱扩大术,如肠道粘连,或一般情况差,不能耐受长时间的手术,可单纯采取尿流改道术,如输尿管皮肤造口,以避免高压膀胱对肾功能的影响。

2.人工尿道括约肌(AUS)置入术

人工尿道括约肌可用于各种原因导致尿道括约肌功能丧失,并出现真性尿失禁的患者。一般认为置入 AUS 的指征:①上尿路正常。②无膀胱输尿管反流。③肾功能正常。④无难以治疗的尿路感染。⑤有足够的膀胱容量。⑥无逼尿肌无抑制性收缩,或药物能控制逼尿肌的不稳定性收缩。⑦必须具有使用人工尿道括约肌装置的智力和操纵能力。

对于神经源性膀胱而言,还有许多特殊之处,这些问题在选择安置 AUS 之前必须和患者进行充分的交流。由于神经源性膀胱患者尿道内、外括约肌的完整性尚在,在膀胱颈和尿道膜部仍保留一定的张力。在逼尿肌收缩力不足,或无收缩力的情况下,很难将膀胱内的尿液排空,因此神经源性膀胱患者在人工括约肌置入前需进行经内镜括约肌切开术,以变为完全性尿失禁。但这种破坏性手术是一种不可逆的操作,必须向患者及其家属介绍手术必要性,以及安置 AUS 不成功后导致的真性尿失禁后果。

对于下列神经源性膀胱患者:伴有严重逼尿肌反射亢进尿失禁、合并原发性膀胱挛缩、严重膀胱输尿管反流尿失禁、尿道内梗阻者在考虑接受 AUS 置入治疗前,必须采用各种形式的手术或神经阻断治疗,扩大储尿囊容量,增加储尿囊顺应性,解决膀胱输尿管反流等问题。

第二节 压力性尿失禁

压力性尿失禁(stress urinary incontinence,SUI)是指打喷嚏、咳嗽、大笑或提取重物等腹压增高时出现不自主的尿液自尿道外口渗漏。此病多发于女性,高发于经产妇及高龄女性,青少年少见。偶发尿失禁不应视为病态,只有频繁发作的尿失禁才是病理现象。

一、病因与发病机制

压力性尿失禁的原因很复杂,主要有年龄、婚育史及既往妇科手术史等因素。还有些高危因素可以增加尿失禁发生的危险,如身体质量指数、家族史、吸烟史、便秘等因素。另有不少作者认为女性体内的雌激素水平不足也会增加尿失禁的发生,在补充雌激素后,尿失禁的症状改善。

发病机制上有如下研究。

(一)神经机制

产伤及盆腔手术等妇科手术史可引起支配尿道括约肌的自主神经(盆神经)或体神经(阴部神经)发生异常。

(二)解剖机制

(1)尿道固有括约肌发生退变或受损,控尿能力下降。

（2）膀胱颈及后尿道下移导致腹压增高时膀胱与尿道间的绝对压力差。

（3）雌激素水平降低等因素会影响尿道黏膜发育，导致其水封能力下降。

（三）功能机制

正常女性腹压增加时，可产生膀胱颈及尿道外括约肌的主动收缩，以关闭膀胱颈及尿道。这种收缩早于膀胱内压升高 250 毫秒，在压力性尿失禁患者可观察到收缩峰值降低，收缩长度缩短。

二、临床表现

症状主要表现为咳嗽、打喷嚏、大笑等腹压突然增加时不自主溢尿。体征是腹压增加时，能观察到尿液不自主地从尿道流出。

三、诊断

压力性尿失禁的诊断主要依据主观症状和客观检查，并需除外其他疾病，诊断步骤应包括确定诊断、程度诊断、分型诊断及并发症诊断。

（一）确定诊断

确定有无压力性尿失禁。

1.详细询问病史

（1）既往病史，婚育史，阴道手术、尿道手术及外伤史及有无诱发尿失禁的因素。

（2）全身状况：一般情况、智力、有无发热等。

（3）有无压力性尿失禁症状：大笑、咳嗽或行走等各种程度的腹压增加时尿液溢出；停止加压动作时尿流随即终止。

（4）有无泌尿系其他症状：疼痛、血尿、排尿困难、尿路刺激症状、下腹或腰腹部不适等。

2.体格检查

（1）一般状态及全身体检：神经系统检查应包括下肢肌力，会阴部感觉，肛门括约肌张力及病理特征等；腹部检查要注意有无尿潴留体征。

（2）专科检查：有无盆腔脏器膨出及程度；外阴部有无感染体征；双合诊了解子宫情况及盆底肌收缩力等；直肠指诊检查肛门括约肌肌力及有无直肠膨出。

（3）特殊检查：压力诱发试验，患者取截石位，观察尿道口，在其咳嗽或用力增加腹压时尿液溢出，而患者并无排尿感。停止加压后，尿流立即停止，则为阳性。

3.其他检查

(1)一般实验室检查:如血、尿常规,尿培养及肝、肾功能等。

(2)最大功能性膀胱容量和剩余尿测定均正常。

(3)X线检查:在斜位下行排尿性膀胱尿道造影。压力性尿失禁表现为尿道膀胱后角消失,膀胱颈下降,腹压增加时膀胱颈呈开放状态。

(4)超声检查:可以测定膀胱颈的位置和膨出情况。

(5)尿流动力学检查:膀胱压力测定可排除不稳定性膀胱和无张力性膀胱,且可以判断压力性尿失禁的程度。压力性尿失禁时逼尿肌反射正常,最大尿流率明显增加,而膀胱内压明显降低,轻度者膀胱内压力为 $6.0\sim8.0$ kPa($60\sim80$ cmH$_2$O),中度者为 $2.5\sim6.0$ kPa($25\sim60$ cmH$_2$O),重度者低于 2.0 kPa(20 cmH$_2$O)。

(6)漏尿点压(LPP)测定:将测压管放入膀胱并充盈膀胱,记录发生尿漏时的膀胱内压力,此压力即为漏尿点压。一般轻度高于 12.0 kPa(120 cmH$_2$O),重度低于 6.0 kPa(60 cmH$_2$O)。

(7)膀胱镜检查:怀疑膀胱内有肿瘤、憩室、膀胱阴道瘘等疾病时,需作此检查。

(二)程度诊断

根据临床症状可分为如下。①轻度:一般活动及夜间无尿失禁,腹压增加时偶发尿失禁,不需携带尿垫;②中度:腹压增加及起立活动时,有频繁的尿失禁,需要携带尿垫生活;③重度:起立活动或卧位体位变化时即有尿失禁,严重地影响患者的生活及社交活动。

(三)分型诊断

分型诊断并非必需,对于临床表现与体格检查不相符及经初步治疗疗效不佳者,建议进行尿失禁分型。

(1)影响尿动力学可将压力性尿失禁分为解剖型和尿道固有括约肌缺陷型。

(2)腹压尿漏点压(ALPP)分型。①Ⅰ型压力性尿失禁:ALPP$\geqslant$9.0 kPa(90 cmH$_2$O)。②Ⅱ型压力性尿失禁:ALPP $6.0\sim9.0$ kPa($60\sim90$ cmH$_2$O)。③Ⅲ型压力性尿失禁:ALPP$\leqslant$6.0 kPa(60 cmH$_2$O)。

(四)有无膀胱过度活动症、盆腔脏器脱垂及排尿困难等常见并发症

因各型尿失禁的治疗方案不尽相同,亦有必要鉴别不同类型的尿失禁。

1.急迫性尿失禁

患者有尿频、尿急、尿痛,往往来不及到厕所即已有尿液流出。乃由神经源性膀胱或膀胱内部病变使逼尿肌发生无抑制性收缩所致。

2.充盈性尿失禁

膀胱过度充盈使尿液不断的由尿道口流出,而患者无排尿感觉。下腹膨隆,可扪及胀满的膀胱。

3.真性尿失禁

膀胱空虚无排尿感,系由尿道括约肌松弛致使的尿液不自觉由尿道口流出。

四、治疗

(一)保守治疗

1.药物治疗

主要针对轻、中度女性压力性尿失禁患者,其治疗作用主要是增加尿道阻力及增加尿道黏膜表面张力,以达到增强控尿能力的目的。可选用药物如下。

(1)α受体激动剂:作用于外周交感神经系统,兴奋膀胱颈和后尿道的α受体,使该处的平滑肌收缩,提高尿道闭合压改善尿失禁症状。如麻黄碱25～50 mg,1天3次。

(2)β受体拮抗剂:可以阻断尿道β受体,增强去甲肾上腺素对α受体的作用。如普萘洛尔10～20 mg,1天3次。

(3)度洛西丁:抑制肾上腺素能神经末梢的去甲肾上腺素和5-羟色胺再吸收,增加骶髓阴部神经核内的5-羟色胺和去甲肾上腺素浓度,从而刺激阴部神经,增加尿道横纹肌张力。用法:40 mg,1天2次。

(4)雌激素:促进尿道黏膜、黏膜下血管丛及结缔组织增生;增强α受体的数量和敏感性。适用于绝经后或雌激素水平低下者。用法:局部外用雌激素膏或口服。

(5)近来,有研究表明应用β受体激动剂如克罗特仑,虽将减低尿道压力,但却可以增加尿道张力,可以有效治疗女性压力性尿失禁,且效果优于盆底肌功能锻炼。

2.物理治疗和行为治疗

目的在于加强盆底肌肉及尿道周围肌肉的张力,使尿道阻力增加,增强控尿能力。

(1)阴道托:可抬起尿道中段,增加尿道阻力。适用于各种暂时不能接受其

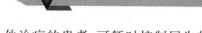

他治疗的患者,可暂时控制尿失禁症状。

（2）盆底肌训练：患者有意识的对以肛提肌为主的盆底肌肉进行自主性收缩以增加控尿能力。

（3）凯格尔运动：每天定时进行肛门及会阴部肌肉的舒缩运动,增加盆底肌肉和尿道肌肉的张力。此运动对男、女压力尿失禁患者均有很好的疗效。

（4）生物反馈治疗：通过放置在阴道或尿道内的压力感受器,将患者盆底肌肉收缩产生的压力传给计算机控制系统,再通过模拟的图像、声、光等信号将信息反馈给患者,指导患者进行正确的凯格尔练习。这实际上是凯格尔运动的延伸。

（5）电刺激治疗：通过放置在阴道和直肠内的电极,给予一定的电刺激,使盆底肌肉被动性收缩,达到锻炼盆底肌肉、增强其控尿能力的目的。可与生物反馈治疗同时配合进行。

（6）体外磁疗：与电刺激治疗原理基本相似,不同之处在于利用外部磁场进行刺激。

（二）手术治疗

1.中段尿道吊带手术

通过采用各种材料悬吊尿道中段,以固定尿道和增加尿道闭合压,从而达到治疗各种尿失禁的目的。常用的悬吊方法有经阴道无张力尿道中段悬吊术、经阴道尿道-耻骨悬吊术、经耻骨上尿道-耻骨悬吊术、膀胱颈射频悬吊术等。

2.骶耻骨韧带尿道膀胱悬吊术和内腔镜下膀胱颈悬吊术

通过提高膀胱颈和后尿道至正常解剖水平,而达到治疗目的。

3.膀胱颈填充物注射治疗

将填充剂注射于尿道内口黏膜下,使尿道腔变窄、拉长以提高尿道阻力延长功能性尿道长度,增加尿道内口的闭合,达到治疗目的。主要适用于膀胱内括约肌缺陷的压力性尿失禁。填充物有自体脂肪、胶原牛蛋白、肌源性干细胞、硅油等。

4.人工尿道括约肌植入手术

将人工尿道括约肌置入近端尿道周围,从而产生对尿道的环形压迫,达到治疗目的。但对于盆腔纤维化明显,如多次手术、尿外渗、盆腔放疗的患者不易使用。

5.阴道前壁折叠术(Kelly 折叠术)

又称阴道前壁修补术,该术式曾广泛用于压力性尿失禁的治疗,尤其是伴有阴道壁膨出者的治疗。主要是通过阴道前壁的修补和紧缩,以增强膀胱颈及尿道后壁的力量,从而达到治疗目的。该术式因其远期疗效差而逐渐被淘汰。

第三节　膀胱阴道瘘

女性泌尿生殖瘘(简称尿瘘)是指泌尿道与生殖器官之间形成的异常管道,包括输尿管阴道瘘、膀胱阴道瘘、尿道阴道瘘等。其中膀胱阴道瘘,即指膀胱与阴道间有瘘管相通,为最常见的女性泌尿生殖瘘。

由于膀胱与女性生殖器官的解剖位置非常相近,在妇科手术、分娩、妇科肿瘤的放疗后及盆腔外伤后,很容易发生膀胱损伤并形成尿瘘。其发生的主要原因为分娩损伤、手术损伤和疾病因素等。国内文献报道,盆腔手术引起膀胱阴道瘘者高达 85%,而分娩损伤仅为 5%。

一、临床表现

(一)漏尿

尿液不时地自阴道流出,无法控制,为膀胱阴道瘘的主要症状。

1.漏尿的时间

依产生瘘孔的原因而异。压迫性坏死致尿瘘者漏尿多发生在产后 7~10 天;而难产手术创伤或妇科手术损伤未经修补者,或外伤引起的尿瘘,术中、术后或伤后即开始漏尿。膀胱结核所致尿瘘患者,多有长期膀胱感染症状,如尿频、尿急、尿痛和脓血尿等,以后才出现漏尿,且身体其他部位也可能有结核病灶。肿瘤所致尿瘘多为其晚期并发症,往往有较长时间的肿瘤病史,之后才发生漏尿。而放射治疗损伤所致的尿瘘,漏尿可能出现得很晚,甚至十多年后才发生。

2.漏尿的多少和形式

多与瘘孔的大小、部位和体位有关。瘘孔位于膀胱三角区或颈部,尿液不间断经阴道流出,完全失去控制;高位膀胱阴道或膀胱宫颈瘘者,在站立时可暂无漏尿,平卧时即出现漏尿;若瘘孔较小且径路弯曲,一般仅在膀胱充盈时才会出现不自主漏尿;位于膀胱侧壁的小瘘孔,取健侧卧位时可暂不漏尿。

(二)局部感染

外阴部皮肤长期受尿液的浸泡,外阴、臀部及大腿内侧的皮肤发生皮炎、皮疹、湿疹,引起局部瘙痒刺痛,甚至发生皮肤继发感染和溃疡。尿瘘患者也易发生泌尿道感染。

(三)继发月经改变和不孕

许多尿瘘患者可出现月经稀少或闭经,原因可能与精神因素所导致的卵巢功能低下有关。可伴有性欲减退、性交困难。继发性不孕者较多,其原因除患者的继发性闭经外,分娩遗留的盆腔炎症及尿液不断从阴道流出,影响精子的存活等因素,均可导致不孕。

(四)精神抑郁或心理异常

由于漏尿或伴有阴道瘢痕狭窄甚至闭锁,给患者生活和社会活动带来很大影响,可导致患者心理障碍、抑郁,甚至精神失常。

二、诊断

(一)膀胱阴道瘘检查

1.检查用具

基本用具包括金属导尿管、子宫探针、橡皮导尿管、无菌盐水、消毒液(1‰苯扎溴铵、0.5%活力碘等)、消毒碗、亚甲蓝、注射器、橡皮手套、窥阴器、长镊子、尿培养瓶等。

此外,还需备有靛胭脂、膀胱镜、宫腔镜、分泌性造影用具等特殊设备。

2.体位

检查时通常采用两种体位,即膀胱截石位和跪俯卧位。

(1)膀胱截石位:为检查时首选的体位,令患者腹、膝关节屈曲,臀靠床缘,平卧于检查床上。

(2)跪俯卧位:当取截石位不能充分暴露瘘孔时则令患者双膝跪于床上,背部朝上,臀部高置,腹胸近床面。

3.检查步骤

(1)视诊:插入窥阴器,仔细在阴道前壁区域寻找暴露瘘孔,注意瘘孔的位置、大小、周围阴道黏膜健康情况、有无局部炎症等。在巨大瘘孔或膀胱外翻时,须注意输尿管膀胱开口处情况。

(2)检查尿道长度:用探针或金属导尿管探查尿道外口与瘘孔的距离,有无闭锁,并将探针送入膀胱内探查有无结石。

(3)膀胱内注液检查:当瘘孔位置不清楚,或瘘孔很小,或可疑输尿管阴道瘘时,则以稀释的亚甲蓝液200～300 mL注入膀胱,以视其漏液部位,如为一侧输尿管瘘,则注入的亚甲蓝液不漏出,而阴道中仍继续流尿。当可疑非瘘孔性尿失禁时,可在阴道内留置一块白色纱布,令患者咳嗽和其他动作诱发漏尿,若仍有尿液漏出,而纱布不染色,可排除膀胱阴道瘘,但不能排除输尿管阴道瘘。

当常规的尿道膀胱镜不能判断瘘孔的部位时,可采取经阴道灌注亚甲蓝溶液结合膀胱镜检查。常规0.5%的活力碘溶液进行阴道擦洗消毒阴道腔。经阴道插入22 F气囊导尿管,气囊内充水30 mL。将气囊拖至阴道口,气囊内追加生理盐水20 mL,拉紧导尿管。向阴道内注入200～300 mL亚甲蓝溶液,观察尿道膀胱镜,往往能发现阴道膀胱瘘瘘孔,并指导制定手术方案。

(4)双合诊或三合诊:注意阴道瘢痕程度和范围,瘘孔大小、位置及与耻骨的关系,查清子宫颈和子宫体的活动情况,了解盆腔有无包块、直肠有无损伤及压痛。

(二)特殊检查

1.B超

腹部B超可以了解膀胱充盈度,子宫形态大小,并可了解阴道前壁和膀胱后壁间有无回声通道,若有明显通道,加压扫查,可以看见液体自膀胱经通道向阴道内流动。

经直肠腔内B超可以更直观地观察膀胱基底、膀胱颈、尿道、阴道、尿道阴道间及直肠等结构,在声像图上能发现膀胱后壁和阴道前壁中段、下尿路和阴道之间存在瘘管、阴道腔不同程度积液等特异性声像图表现,同时可以清晰显示瘘口的位置,因而诊断较明确。

2.尿道膀胱镜检查

应作为膀胱阴道瘘常规检查手段。分别采用30°和70°膀胱镜检查,重点检查膀胱后壁、三角区、尿道后壁等区域,了解瘘孔部位、大小、数目,与输尿管开口关系,以及瘘孔周围膀胱黏膜情况。若怀疑一侧输尿管瘘,可行同侧输尿管逆行插管造影,了解瘘孔在输尿管、子宫或阴道内的位置。

3.X线

KUB片可以了解有无合并的膀胱结石,排泄性尿路造影了解肾脏功能及双侧输尿管情况,为了解瘘孔情况及决定手术方式提供一定依据。

4.CT

CT 扫描具有直观和敏感性高等特点,在造影剂存在下,可以清楚显示瘘孔部位、大小及走向。

5.磁共振成像(MRI)

MRI 多平面成像和其对水的高度敏感性使其在阴道瘘的检出和定性方面具有很大的优势。MRI 行盆腔轴面 T_1WI、T_2WI 及轴面 T_1W 增强扫描,以及冠、矢状面增强前后 T_1WI。平扫时轴面、冠状面成像可了解膀胱充盈情况,矢状面 T_1WI 发现膀胱后方呈小类圆形低信号影的膀胱阴道、膀胱子宫瘘瘘管;静脉注入钆喷替酸葡甲胺(Gd-DTPA)后行脂肪抑制成像,可提高诊断的准确性。磁共振尿路成像(MRU)可以显示积水的输尿管、膀胱及阴道及其比邻关系、瘘孔部位和形态。

(三)女性泌尿生殖瘘诊断流程

如图 4-1 所示。

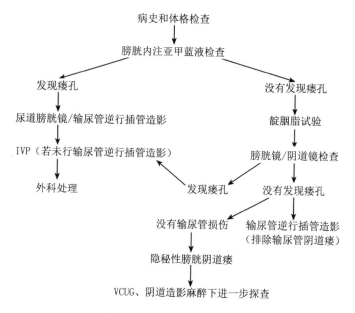

图 4-1 膀胱阴道瘘诊断流程

IVP:排泄性静脉造影;VCUG:排尿期膀胱尿道造影

(四)鉴别诊断

1.压力性尿失禁

严重的压力性尿失禁容易与膀胱阴道瘘相混淆。鉴别方法是在膀胱充盈状态下取截石位观察,令患者咳嗽,若有尿液自尿道溢出,可将中示指伸入阴道作膀胱颈抬高试验,再次令患者咳嗽,溢尿现象消失,即可诊断为压力性尿失禁。或将亚甲蓝稀释液缓慢注入膀胱,在不增加腹压的情况下观察尿溢出的部位也可以帮助鉴别诊断。

2.充盈性尿失禁

由于脊柱裂、脊髓肿瘤或外伤及盆腔大手术等原因引起的下尿路梗阻或膀胱麻痹,有尿潴留,但检查时不能发现瘘孔。排尿后仍然可以导出大量尿液。

3.膀胱挛缩

膀胱容量小于 50 mL,向膀胱内再注入液体会出现尿液由尿道口溢出或膀胱痛,而不出现阴道溢尿,即可鉴别。

三、治疗

根据瘘管的病因、部位、大小、瘢痕程度及其与输尿管口的关系选择治疗方案,除个别情况可采取非手术方法,一般以手术治疗为主。首先考虑简单手术术式,因复杂手术的时间长,出血多,感染机会多,这些因素均可影响瘘孔的愈合。

(一)非手术治疗

非手术治疗适用于下列情况:①刚出现不久(1 周内)的膀胱阴道瘘或输尿管阴道瘘。若瘘孔较小,可持续插入导尿管或输尿管导管,并给予抗生素治疗,瘘孔有自然愈合的可能。②结核性膀胱阴道瘘,抗结核治疗半年至一年后仍未痊愈者,方可考虑手术治疗。

(二)手术治疗

1.手术时机

选择:①新鲜、清洁的瘘孔应立即修补。②感染、坏死性尿瘘或第一次修补术已失败者,应在 3～6 个月后再次手术。③放射性损伤所致的尿瘘至少应在 1 年后检查未见肿瘤复发再手术。④膀胱结核所致的尿瘘,其手术应在抗结核治疗 1 年后,局部无活动性结核病灶时手术。⑤尿瘘合并妊娠,应待产后月经复潮后行修补术。⑥若膀胱阴道瘘合并有膀胱结石,结石大且嵌入膀胱黏膜内者,则先取结石,3 周后再修补瘘孔;结石小未嵌入膀胱黏膜者,则取结石和修补瘘孔可同时进行。⑦对于尚未绝经患者的择期手术,应选择月经干净 1 周施行手术。⑧有慢性咳嗽者,应于治疗好转后手术,以免影响创口的愈合。

2.手术途径

手术途径的选择关系到手术野的暴露和手术操作的便利,对能否修复成功至关重要。

(1)经阴道途径。适合于中、低位膀胱阴道瘘患者,从阴道能清楚地暴露瘘孔。产伤所致的尿瘘,多以经阴道途径修补为宜。

(2)经腹途径适应证:①瘘孔较大、部位较高的瘘。②经阴道反复修复失败者。③阴道瘢痕严重、阴道扩张不良者。

根据具体情况经腹途径又进一步分为以下几种。①经腹膜外膀胱内:用于瘘孔接近输尿管开口或合并膀胱结石者。②经腹膜外膀胱外:用于单纯高位膀胱阴道瘘。③经腹膜内膀胱内:用于有广泛粘连不易分离者。④经腹膜内膀胱外:用于高位瘘孔、周围瘢痕严重者(图4-2)。

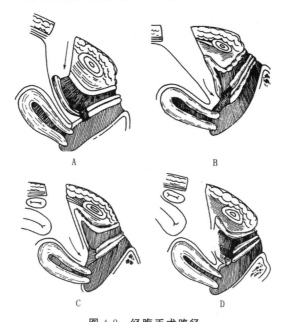

图4-2　经腹手术路径

A.经腹膜外膀胱内途径;B.经腹膜外膀胱外途径;

C.经腹膜内膀胱内途径;D.经腹膜内膀胱外途径

(3)经腹经阴道联合途径:适合于阴道扩张不良,瘘孔部位高,单纯经阴道路径显露不佳的膀胱阴道瘘患者。

3.手术要点

(1)充分游离瘘孔周围组织:是修补手术成功与否的关键。经阴道修补手术有两种分离瘘孔的方法。①离心分离法:距瘘孔缘2~3 mm作环形切口,向外锐性游离阴道黏膜约2 cm,使膀胱壁松解,此法适合于中、小瘘孔。②向心分离法:在距瘘孔外2 cm处作切口,向瘘孔分离至剩余2~4 mm,此法适用于复杂尿瘘。离心和向心法联合使用特别适用于巨大膀胱阴道瘘。分离阴道黏膜应充分，以保证膀胱及阴道修补后无张力。如果瘘孔靠近宫颈或耻骨，可分离部分宫颈上皮和骨膜，分离创面时应按解剖层次进行，以免出血，也可向膀胱阴道间隙注入液体，以减少渗血，便于分离间隙。

(2)阴道瘢痕切除：对阴道瘢痕严重，妨碍瘘孔暴露和愈合者，应予以切除，瘘孔边缘不必修剪；对瘢痕较小，不影响瘘孔愈合者，可不切除瘢痕，以免将瘘孔扩大，但瘘孔边缘可以修剪，以便形成新鲜创面有利于愈合。

(3)组织缝合：各层组织分层无张力缝合，一般为三层缝合，即膀胱黏膜、膀胱外面筋膜及阴道黏膜，各层尽可能在互相垂直的方向缝合，避免缝合线重叠。缝合阴道黏膜、膀胱黏膜时创缘对齐，避免内翻。缝合材料宜采用刺激少及易吸收者，最好用人工合成可吸收的无损伤缝线。缝针的间距不能太稀也不能太密，针尖不要穿通黏膜，避免膀胱壁与阴道黏膜之间留有无效腔。第一层修补后需用亚甲蓝作漏水试验，证实不漏后方可缝合第二层。

(4)辅助手术的选用：对于一些复杂的尿瘘，有时需进行辅助手术方能保证手术的成功。辅助手术有两类：其一是扩大手术视野、便于暴露瘘孔的手术，如会阴侧斜切开术、耻骨联合切除术或耻骨支开窗术等；另一类是自体或异位组织替代、填充、加固缺损的手术。自体带蒂组织有阴道壁、宫颈、大或小阴唇皮肤、股部皮肤、股薄肌、腹直肌前鞘、腹膜、大网膜、膀胱自体移植等，根据瘘孔的部位和性质酌情选用。异体组织已不常用。

4.常用的几种加强屏障和填补无效腔的方法

对于瘘孔大，缝合困难，或瘘孔周围组织过于薄弱者；在绝经期或哺育期，缝合组织难以愈合者，可使用血运丰富的组织作补植瓣，能够极大提高修补成功率。这些皮瓣可以填补无效腔，给周围组织带来良好血供，并加强淋巴引流。在经阴道途径修补术中，许多组织可用于衬垫在阴道及膀胱壁间以加强修补，包括阴道黏膜、阴唇脂肪垫、球海绵体肌、股薄肌及腹膜瓣等。经腹途径可采用远离瘘孔的膀胱瓣、回肠浆膜瓣、胃壁浆膜瓣及大网膜等。

第四节　膀胱过度活动症

膀胱过度活动症(overactive bladder，OAB)是一种以尿急症状为特征的症候群,通常伴有尿频和夜尿症状,可以伴有或不伴有急迫性尿失禁。在尿动力学检查时可表现为逼尿肌过度活动,也可为其他形式的尿道-膀胱功能障碍。一般来讲,本症不包括急性尿路感染或其他形式的膀胱尿道器质性病变所导致的膀胱刺激症状。

OAB 与下尿路症状群(lower urinary tract sym-ptoms,LUTS)是一对容易混淆的概念,鉴别要点为 OAB 仅包含储尿期症状,而 LUTS 既包括储尿期症状也包括排尿期症状。

虽然大家公认 OAB 是一个人群中发病率很高的疾病,准确的流行病学调查却并不容易,这是由于人群的变异、定义的差异及诊断方法和标准的不同所致。OAB 的发生率随年龄而增加,而在性别之间无显著差异(男性 15.6%,女性 17.4%)。虽然特发性的尿频和尿急症状在男女两性的发生率很接近,急迫性尿失禁在女性要更为常见。

一、病因及发病机制

目前对 OAB 的了解还很不完整。OAB 的发生与神经通路的损害、逼尿肌结构的改变及膀胱感觉神经的敏感性等有密切关系。OAB 患者具有相似的症状,这提示其发病机制有相似之处。研究显示不稳定膀胱的动物模型和 OAB 患者常有膀胱平滑肌的自发性收缩活动增加、弥散的痉挛性收缩、应激反应的改变和膀胱平滑肌纤维超微结构的特征性改变。

中国泌尿外科学会发布的指南认为,OAB 的病因主要可归纳为以下四种。①逼尿肌不稳定:由非神经源性因素所致的储尿期逼尿肌异常收缩引起的相应的临床症状。②膀胱感觉过敏:在较小的膀胱容量时即出现排尿欲。③尿道及盆底肌功能异常。④其他原因:如精神行为失常、激素代谢失调等。

二、诊断

(一)筛选性检查

1.病史

(1)典型症状:尿频、尿急及急迫性尿失禁等。应尽可能详细准确地询问每一种症状的状况,如白天和夜里排尿的次数、两次排尿间的时间间隔、为什么会如此频繁的排尿,是因为强烈的尿意还是仅仅因为要避免尿失禁,每次排尿前都有一种强烈的尿意吗。如果有,那么排尿的行为能被延迟多长时间,发生尿失禁了吗,尿失禁的严重程度、患者漏尿的量、患者意识到自己的尿失禁行为了吗。

(2)相关症状:排尿困难、尿失禁、性功能、排便情况等。

(3)排尿日记及尿垫试验:可以记录尿失禁的一般状况及评估其严重程度。①排尿日记应记录下列内容:每天摄入液体的种类、时间、数量,排尿次数及排尿量,漏尿量多少,是否有急迫的尿意,在什么情况下出现漏尿。②尿垫试验:即在给定的时间段内对漏尿进行的半客观的测量。

(4)相关病史:泌尿及男性生殖系统疾病及治疗史;月经、生育、妇科疾病及治疗史;神经系统疾病及治疗史。

2.体格检查

(1)一般体格检查。

(2)特殊体格检查:泌尿及男性生殖系统、神经系统、女性生殖系统检查。

3.实验室检查

尿常规、尿培养、血生化、血清 PSA(男性 40 岁以上)。

4.泌尿外科特殊检查

(1)尿流率:尿流率低可能是膀胱出口梗阻或是逼尿肌收缩力减弱所致;此外,当逼尿肌产生足够高的压力以致高过尿道所增加的压力时,尿流率可能保持不变。为区分这两种病因,要同时测定逼尿肌压力及尿流率。

(2)泌尿系统超声检查(包括残余尿测定)。

(二)选择性检查

指导患者,如怀疑患者有某种病变存在,应该选择性完成的检查项目。

(1)病原学检查:疑有泌尿生殖系统炎症者,应进行尿液、前列腺液、尿道及阴道分泌物的病原学检查。

(2)细胞学检查:疑有尿路上皮肿瘤者应进行尿液细胞学检查。

(3)KUB、IVU、泌尿系统内腔镜、CT 或 MRI 检查怀疑泌尿系统其他疾病者。

(4)侵入性尿动力学检查:可进一步证实 OAB 的存在,确定有无下尿路梗阻,评估逼尿肌功能。进行全套尿流动力学检查的指征包括:①尿流率减低或剩余尿增多。②首选治疗失败或出现尿潴留。③在任何侵袭性治疗前。④对筛选检查中发现的下尿路功能障碍需进一步评估。

三、治疗

(一)首选治疗

1.膀胱训练

方法是白天多饮水,循序渐进地延长排尿间隔,逐渐使每次的排尿量大于

300 mL；入夜后不再饮水，尤其勿饮刺激性、兴奋性饮料，可服用适量镇静安眠药物，使能安静入睡。治疗期间应记录排尿日记，增强治愈信心。膀胱训练还包括生物反馈治疗、盆底肌训练及其他行为治疗如催眠疗法等。通过膀胱训练，抑制膀胱收缩，增加膀胱容量，降低膀胱的敏感性。但对于低顺应性膀胱、储尿末期膀胱压大于 3.9 kPa(40 cmH$_2$O)、伴有严重尿频者此法禁用。

2.药物治疗

(1)托特罗定：这是非选择性 M 受体拮抗剂，用于缓解膀胱过度活动所致的尿频、尿急和急迫性尿失禁症状的一线药物，也是目前对逼尿肌组织选择性作用最强的药物，不良反应较少且耐受性较好。

用法：初始推荐剂量为每次 2 mg，2 次/天，然后根据患者的反应和耐受程度调整剂量。

禁忌证：尿潴留、胃滞纳、未经控制的青光眼患者；已证实对本品有变态反应的患者；重症肌无力患者、严重的溃疡性结肠炎患者和严重的巨结肠患者。

(2)其他 M 受体拮抗剂：阿托品、奥昔布宁、苯胺太林等。

(3)镇静、抗焦虑药：丙米嗪、多塞平、地西泮等。

(4)前列腺素合成抑制剂：吲哚美辛。

(5)钙通道阻滞剂：维拉帕米、硝苯地平。

(6)其他药物：黄酮哌酯疗效不确切，中草药制剂尚缺乏可信的大宗的试验报告。

3.改变首选治疗的指征

(1)治疗无效。

(2)患者不能坚持治疗或要求更换治疗方法。

(3)出现不可耐受的不良反应。

(4)可能出现不可逆的不良反应。

(5)治疗过程中尿流率明显下降或剩余尿量明显增多。

(二)可选治疗

主要适用于首选治疗无效或有效但不能耐受者，以及首选治疗禁忌者。

1.膀胱灌注

膀胱灌注辣椒辣素、树胶脂毒素(RTX)、透明质酸酶以上物质可参与膀胱感觉传入，灌注后降低膀胱感觉传入，对严重的膀胱感觉过敏者可试用。

2.A 型肉毒毒素膀胱逼尿肌多点注射

对严重的逼尿肌不稳定具有疗效。它通过抑制神经肌肉接头处胆碱能神经末梢的乙酰胆碱释放而使肌肉瘫痪。此方法可松弛尿道括约肌,改善逼尿肌-尿道括约肌协同失调患者的膀胱排空;也能松弛逼尿肌,减轻脊髓损伤患者的逼尿肌过度活动。

3.神经调节

骶神经电调节治疗,对部分顽固的尿频、尿急及急迫性尿失禁患者有效。主要是通过电刺激骶神经根(S3),引起阴部传入神经兴奋,使骶反射平衡及协调得到恢复,从而改善OAB的症状。

4.外科手术

(1)手术指征:应严格掌握,仅适用于严重低顺应性膀胱,膀胱容量过小且危害上尿路功能,经其他治疗无效者。

(2)手术方法:逼尿肌横断术、膀胱自体扩大术、肠道膀胱扩大术、尿流改道术。

5.针灸治疗

有研究显示:足三里、三阴交、气海、关元穴针刺有助于缓解症状。

四、其他疾病伴发OAB症状的诊治

(一)膀胱出口梗阻患者OAB的诊治要点

膀胱出口梗阻(bladder outflow obstruction,BOO)常见病因有良性前列腺增生和女性膀胱颈梗阻等。

1.筛选检查

症状、Qmax、残余尿等。最大尿流率<15 mL/s,剩余尿>50 mL 时考虑BOO。

2.选择性检查

充盈性膀胱压力测定及压力/尿流率测定,确定有无BOO、BOO的程度,以及逼尿肌功能。

3.治疗

(1)针对膀胱出口梗阻的治疗。

(2)根据逼尿肌收缩的功能状况制定相应的OAB症状治疗方法如逼尿肌功能正常、增强或亢进者可适当辅助使用抗OAB的治疗;逼尿肌收缩功能受损者慎用抗OAB的治疗。

(3)梗阻解除后OAB仍未缓解者应进一步检查,治疗可按OAB处理。

(二)神经源性排尿功能障碍患者OAB的诊治

神经源性排尿功能障碍的常见病因有脑卒中、脊髓损伤及帕金森病等。

(1)积极治疗原发病。

(2)原发病稳定、无下尿路梗阻的OAB,诊治原则同OAB。

(3)有下尿路梗阻者诊治同继发于BOO的OAB的治疗原则。

(三)压力性尿失禁患者OAB的诊治

1.筛选检查发现以下情况者应怀疑可能同时存在压力性尿失禁

(1)病史提示既有急迫性尿失禁,又有压力性尿失禁的表现。

(2)生育前后和绝经前后控尿能力出现明显变化。

(3)如压力性和急迫性两种尿失禁症状兼有。

(4)女性盆腔器官膨出。

2.选择性检查

(1)体格检查:直接观察患者在腹压增加时尿道口的漏尿情况。

(2)尿动力学检查:膀胱测压、腹压尿漏点压或尿道压力描记。

(3)排尿期膀胱尿道造影:膀胱颈和近端尿道关闭情况/下移或活动情况。
检查目的在于确定是否合并压力性尿失禁,以及确定压力性和急迫性尿失禁的程度。

3.治疗

(1)以OAB为主要症状者首选抗OAB治疗。

(2)OAB解除后,压力性尿失禁仍严重者,采用针对压力性尿失禁的相关治疗。

(四)逼尿肌收缩力受损患者的OAB诊治

1.筛查检查发现以下情况应高度怀疑OAB伴逼尿肌收缩力受损

(1)排尿困难症状。

(2)存在明显影响逼尿肌功能的疾病,如糖尿病、脑卒中等。

(3)有逼尿肌功能可能受损的指征,如肛门括约肌松弛、会阴部感觉明显减退等。

(4)最大尿流率<10 mL/s,且图形低平。

(5)排尿困难严重,尿流率明显减低或有大量剩余尿,但前列腺不大者。

2.选择性检查诊断标准

(1)压力-流率测定提示低压-低流。

(2)无膀胱出口梗阻。

3.一线治疗

(1)排尿训练,定时排尿。

(2)在检测残余尿基础上适当使用抗OAB药物。

(3)辅助压腹排尿。

(4)必要时采用间歇导尿或其他治疗。

(5)可加用受体阻滞剂,降低膀胱出口阻力。

4.二线治疗

(1)骶神经电调节治疗。

(2)暂时或永久性尿道改流。

(五)膀胱局部病变引起的OAB诊治

如急、慢性泌尿系统特异性和非特异性感染,急、慢性前列腺炎,泌尿系统肿瘤,膀胱结石,膀胱及前列腺手术后膀胱痉挛等。虽然这些膀胱局部病变不称为OAB,但在控制和解除膀胱局部病变后,仍可使用本原则指导治疗,以缓解OAB症状。

1.筛选性检查

(1)如尿常规发现有红细胞,则应行尿细胞学、超声、IVU、膀胱镜检查,必要时行输尿管镜、CT、MRI等除外泌尿系统肿瘤及结石。

(2)如尿常规发现有红、白细胞,而尿培养阴性者,应查尿抗酸杆菌、IVU等除外泌尿系统结核。

2.治疗

(1)积极治疗原发病。

(2)在积极治疗原发病的同时,使用抗OAB药物,以缓解症状。

第 五 章

泌尿生殖系统损伤

第一节 肾脏损伤

一、病因与分类

(一)闭合性损伤

造成肾脏闭合性损伤的外力因素可以是直接外力,也可以是间接外力。直接外力引起的闭合性损伤往往是钝性外力直接撞击腹部、腰部或背部造成的肾实质损伤。由交通事故、体育活动撞击或暴力冲突等产生的外力挤压肾脏,并导致肾脏与脊柱、肋骨相撞引起肾实质损伤或裂伤。

间接外力引起的闭合性损伤主要是指身体剧烈运动或体位变化导致的肾实质损伤。机动车突然减速、高处坠落等可以诱发瞬间的肾脏过度活动,进而导致肾实质裂伤、肾血管内膜撕脱或肾盂输尿管连接部断裂等。由于轻微外力引起肾损伤的患者往往提示其肾脏可能存在某种先天性或病理性改变,如肾盂输尿管连接部狭窄导致的肾积水、肾肿瘤等。

(二)开放性损伤

开放性肾脏损伤主要以刀刺伤、枪击伤多见。刀刺伤引起的肾损伤往往为肾脏贯通伤,严重时可以同时穿透肾实质、集合系统及肾血管。此外,肾损伤的程度与刀具或匕首的长短、粗细、刺入部位和深度密切相关。枪击伤引起的肾脏贯通伤通常伴有延迟性出血、尿外渗、感染及脓肿形成等表现。这是由于子弹穿过肾脏可产生放射性或爆炸性能量,其气流冲击作用使软组织呈洞状损坏,其组织破坏程度与发射子弹的速度相关,并易出现延迟性组织坏死。

(三)医源性损伤

医源性损伤是指在疾病诊断或治疗过程中发生的肾损伤。如体外冲击波碎石、肾盂输尿管镜、经皮肾镜及腹腔镜检查或治疗时造成的损伤。常见的医源性肾损伤是肾血管损伤引起的大量出血、肾实质损伤引起的肾周血肿、肾裂伤及肾脏集合系统损伤引起的尿外渗等。

(四)自发性肾破裂

自发性肾破裂是指在无明显外伤情况下突然发生的肾实质、集合系统或肾血管的损伤,临床较罕见。自发性肾破裂的发生往往由肾脏本身病变所致,如巨大肾错构瘤或肾癌、肾动脉瘤、肾积水及肾囊肿等疾病引起。

二、发病机制

肾损伤的发生机制和肾损伤的分类密切相关。

对于闭合性肾损伤的患者来讲,直接外力和间接外力引起损伤的机制也有所不同。直接外力引起的闭合性肾损伤是由于肾脏局部承受的压力突然增加导致肾脏移位并撞击邻近骨骼,或肾被膜破裂而产生。间接外力引起的闭合性肾损伤主要是由于肾脏随呼吸正常活动的范围突然加大导致肾脏过度活动而产生。

显而易见,开放性肾损伤的发生就是肾脏直接受到外界创伤的结果。一般认为贯通性肾损伤约 80% 同时合并多处脏器的损伤。肾损伤的发生机制也与是否发生泌尿系统以外的脏器损伤相关,腹部贯通伤涉及肾脏的占 6%~17%。文献报道贯通性肾损伤合并胸腔或腹腔脏器损伤的比例高达 85%~95%。而贯通性肾损伤的发生与体表受伤的部位相关。当刀刺进入部位在腋前线或腋后线时,肾损伤同时合并其他脏器损伤的仅占 12%。

肾蒂血管损伤的发生主要见于开放性肾损伤的患者,但是也有 20% 左右闭合性肾损伤的患者可以表现为肾血管损伤。国内外的文献报道显示在肾蒂血管损伤的患者中,肾动脉、肾静脉均损伤者占 47%,肾静脉损伤者占 34%,而肾动脉损伤者仅占 19%。

三、诊断

在肾损伤的诊断中最主要的一项内容就是创伤或外伤史的了解,同时配合全面的体格检查和各种辅助检查对患者进行全面的评估,获得明确的诊断。

(一)创伤史

创伤史的了解应该首先考虑患者的受伤程度和病情的危急状况,尽可能在较短的时间内了解外伤或创伤现场的情况,有无体表创伤的发生,体表创伤的部位,深度和利器的种类。无论损伤是来自钝器直接暴力或刀刺贯通伤,根据体表解剖特点,如果受伤部位是从后背、侧腰部、上腹部或下胸部,均可能导致肾损伤。贯通伤的利器或子弹类型等也是询问并记录的重要内容,这不仅可评估损伤程度,也有助于考虑对失去血供组织清创术的范围。如因机动车交通事故所致,需了解机动车车速、伤者是司机、乘客或是行人。高处坠落伤应了解坠落高度及坠落现场地面情况。无论是机动车或高处坠落突然减速致伤,虽然未出现血尿也不能忽略有肾损伤的可能,必须进一步检查以明确有无肾损伤和是否需要外科治疗。

(二)临床表现

患者受到各种创伤后的临床表现非常复杂,同时临床表现会随时发生变化,因此在了解创伤史的同时应该掌握其临床表现的特征,做到不延误治疗时机的目的。

1.休克

患者受到各种创伤后发生的休克分为创伤性休克和失血性休克。创伤性休克是由于创伤后腹腔神经丛受到创伤引起的强烈刺激,导致血管张力下降和心排血量下降出现暂时性血压下降所致,一般情况下经输液治疗后可以获得恢复。而失血性休克是因为肾损伤伴随的大量出血和血容量的减少导致血压下降,需要及时输血补充患者的血容量,并同时采用各种方法止血,迅速达到救治目的。

2.血尿

尽管血尿被认为是肾损伤最常见,也是最重要的临床表现,但是我们不能忽略的是有 5%～10% 肾损伤的患者可以暂时没有血尿的表现。出现肉眼血尿通常预示患者有较严重的肾损伤,但是血尿的严重程度并不完全和损伤机制及肾损伤的程度相关。某些重度肾损伤如肾血管断裂、肾盂输尿管连接部破裂、输尿管断裂或血块阻塞输尿管,可能表现为镜下血尿,甚至无血尿。而在受到创伤前明确有肾脏疾病的患者如肾肿瘤、肾血管畸形、肾囊肿等,有时较轻的创伤也会出现不同程度的血尿。

3.疼痛

疼痛往往是患者受到外伤之后的第一个症状。一般情况下,疼痛部位和程度与受创伤的部位和程度是一致的。疼痛症状可以由肾被膜下出血导致的张力增加引起,表现为腹部或伤侧腰部的剧烈胀痛等疼痛症状。输尿管血块梗阻引起的疼痛常表现为钝痛。血块在输尿管内移动可导致痉挛,出现肾绞痛症状。

肾损伤后出现的肾周血肿和尿外渗通常伴随明显的进行性的局部胀痛,在部分患者可以触及腰部或侧腹部肿块。

如果肾损伤引起的出血仅局限于腹膜后,疼痛症状以腰肌紧张、僵直及较剧烈的疼痛为主。如果腹膜后血肿或尿液刺激腹膜或后腹膜破裂,血肿进入腹膜腔就会出现明显的腹痛和腹膜刺激征。同时合并腹腔脏器损伤的患者也会表现为明显的腹膜刺激征,但是应该注意的是出现腹膜刺激征并非一定有腹腔脏器损伤。在我国一项 250 例肾损伤中有腰痛症状者占 96%,有腹膜刺激者占 30%,而合并有腹腔脏器损伤者仅占 8.8%。

4.多脏器损伤

肾损伤合并其他脏器损伤的发生率和创伤部位与创伤程度有关。与肾损伤同时出现的合并伤主要涉及与肾相邻的脏器如肝、脾、胰腺、胸腔、腔静脉、主动脉、胃肠道、骨骼及神经系统等。有合并伤的肾损伤患者其临床表现更为复杂。合并腹腔内脏器损伤者主要表现为急腹症及腹胀等症状。合并胸腔脏器损伤者多表现为呼吸循环系统症状。合并大血管损伤的患者可以表现为失血性休克,合并不同部位骨折及神经系统损伤的患者也会出现相应的临床表现。国内近期多篇报道肾损伤合并其他脏器损伤占 14%~41%,而国外报道明显高于国内,闭合性损伤合并其他脏器损伤者 44%~100%。贯通性肾损伤合并腹腔胸腔脏器损伤者 80%~95%,其中枪伤全部合并其他脏器损伤。

(三)体格检查

对所有创伤患者首先应该积极监测各项生命体征的变化。定时监测患者的血压、脉搏、呼吸及意识等。如果患者的收缩压<12.0 kPa(90 mmHg)应该考虑有发生休克的可能。在进行全面体格检查时,注意观察创伤的部位和创伤程度。如果受伤部位在下胸部、上腹部、腰部并伴随有血尿等症状时,应考虑有肾损伤的可能。腰部或腹部触及肿块表明有严重肾损伤和腹膜后出血的可能。对于体表或体内有利器残留的患者,应该观察利器扎入体内的深度,是否伴随有出血或尿液样体液的流出,以及利器是否随呼吸移动等特征。

因肾损伤同时合并腹部脏器损伤发生率高达 80%,临床检查时要除外是否合并腹部脏器损伤。对于已经明确有腹部脏器损伤的患者,应该注意有无同时发生肾损伤的可能。

(四)尿液检查与分析

对于疑有肾损伤的患者应尽早获取尿液标本进行检测,判断有无血尿的发生。血尿的判断分为肉眼血尿和镜下血尿两种,出现肉眼血尿的患者同时还应该通过血尿的状况,如有无血块等初步判断出血量的多少及是否需要留置尿管进行膀胱冲洗等。尿液标本收取过程中应该特别注意收集伤后第一次尿液进行检测,因为有些伤者在受伤后第一次排尿为血尿,而之后的几次排尿由于输尿管血块堵塞的原因出现暂时性血尿消失的现象。

(五)影像学检查

影像学检查包括腹部平片、静脉尿路造影、计算机断层扫描(CT)、肾动脉造影、超声检查、磁共振成像(MRI)及逆行造影等各种类型检查手段。

1.B超

由于B超检查的普及及快捷方便的特点,对于怀疑有肾损伤,尤其是闭合性损伤的患者应该尽早进行B超检查。必要时可以反复进行B超检查进行动态对比,目的就是对肾损伤获得早期诊断。由于方便可靠的特点,在肾损伤的影像学检查中B超检查被认为是首选检查手段。

B超检查可以判断肾脏体积或大小的变化,有无严重肾实质损伤的存在,肾血管的血流是否正常等,同时也能够对肾脏有无积水,肿瘤占位等病变作出判断。对造影剂过敏、不能接受X线检查的患者(如妊娠妇女)及有群体伤员时可以作为一种筛查性手段。

2.腹部平片与静脉尿路造影

腹部平片应包括双肾区、双侧输尿管及膀胱区。在获得腹部平片后应该首先观察骨骼系统有无异常、伤侧膈肌是否增高等泌尿系统之外的变化,以及时判断有无多脏器损伤的可能。对于开放性肾损伤的患者,通过腹部平片还可以了解体内有无金属利器,断裂刀具及子弹或碎弹片的残留。

静脉尿路造影通常采用大剂量造影剂快速静脉推入后连续观察的手段。当静脉尿路造影显示患肾不显影表明功能严重受损,可能为肾损伤严重或肾动脉栓塞,而肾动脉栓塞的可能性约占50%。

3.CT

CT对肾周血肿及尿外渗范围的判断能力均优于静脉尿路造影。采用增强扫描可观察肾实质缺损部位、程度,辨别有无肾动脉或分支的损伤和栓塞。采用螺旋CT可更清晰地显示复杂肾损伤的生理解剖学图像。CT应包括全腹及盆腔,必要时口服对比剂或灌肠以排除胃肠道的破裂,达到了解腹膜内脏器有无合并伤的目的,为重度肾损伤患者是否能采用非手术治疗提供更多信息,避免过多开放手术导致肾切除的风险,尤其是孤立肾及双肾损伤患者。

CT平扫对创伤部位、深度、肾血管损伤,有无尿外渗及肾功能的判断效果差,常需增强扫描补充。临床经验认为无论是闭合性还是贯通性损伤常常以CT作为首选,减少过多地搬动患者,并能为医师对病情判断提供更快更有价值的信息。

四、分级

肾损伤的分级在肾损伤的诊断与治疗中意义重大,对肾损伤严重程度的正确评估是制订合理的进一步检查和处理措施的基础。而根据肾损伤的分级判断患者能否进行进一步检查,选择何种治疗手段,最大限度地达到救治患者及保护患肾的目的。

最初肾损伤按其损伤机制进行分类,即分为闭合性损伤及贯通性损伤,其中包括医源性损伤及自发性肾破裂等。

为了临床诊治的方便,有学者提出肾损伤只分轻度和重度。轻度损伤为肾挫伤、被膜下少量血肿、肾浅表裂伤。重度损伤为肾深层实质裂伤、裂伤深达髓质及集合系统、肾血管肾蒂损伤、肾破碎、肾周大量血肿。并认为轻度损伤占70%,破碎肾和肾蒂损伤占10%~15%。也有学者将肾损伤分为轻度、中度、重度。轻度为肾挫伤和小裂伤占70%,中度为较大裂伤,约占20%,重度为破碎伤及肾蒂损伤,约占10%。

然而,这些分级及分类方法只是根据肾脏本身的损伤程度限定的,并不完全反映伤者的整体状况。创伤患者的特点和整体状况密切相关,如肾损伤常常同时合并多脏器的损伤。然而,目前关注更多的问题是对肾损伤的评估应该建立在对患者全身状况正确评估的基础上,尤其是合并多脏器损伤的患者,在进一步的临床检查和治疗过程中常常需要多个科室医师的密切配合。因此,不论何种肾损伤的分级方法都不能替代对患者全身状况的评估。

五、肾脏损伤的治疗

在肾损伤的临床治疗中,如何选择手术时机和手术方法一直都是泌尿外科医师关注的问题。在决定治疗方式之前,更重要的一点就是需要判断患者是否具有手术适应证。而手术适应证的判断主要是根据患者的创伤史、损伤的种类与程度、送入急诊室后的临床表现及全面检查的结果决定。

(一)急诊救治

实际上,对送入急诊室的创伤患者来讲,临床治疗和检查是同步进行的。通过对血压、脉搏、呼吸及体温等生命体征的监测,需要立即决定患者是否需要输血、输液或复苏处理。在询问创伤史的同时,完成各项常规检查。根据创伤的分类即闭合性或开放性损伤,初步判断患者是单纯肾损伤还是多脏器损伤。对于仅怀疑为单纯肾损伤的患者,应该根据患者有无血尿及血尿常规检查和 B 超等辅助检查的结果决定患者进一步的治疗计划。如果是多脏器损伤需要与相关科室的医师取得联系,共同决定下一步临床检查的内容和救治方案。

(二)保守治疗

肾脏闭合性损伤的患者 90%以上可以通过保守治疗获得治疗效果。近年来随着影像技术的进展与普及,尤其是 CT 检查,对闭合性肾损伤患者肾脏损伤的程度能够获得明确的判断,手术探查发生率明显下降。手术探查往往会出现难以控制的出血而导致患肾切除,因此,需要严格把握手术探查的适应证。一般认为接受保守治疗的患者应该具备以下条件:①各项生命体征平稳。②闭合性损伤。③影像学检查结果显示肾损伤分期为Ⅰ、Ⅱ期的轻度损伤。④无多脏器损伤的发生。

在保守治疗期间应密切观察各项生命体征是否平稳,采取输液,必要时输血补充血容量和维持水电解质平衡等支持疗法,并给以抗生素预防感染。注意血尿的轻重腹部肿块扩展及血红蛋白、血细胞比容的改变。患者尿量减少,要注意患者有无休克或伤后休克期过长发生急性肾衰可能。患者有先天性畸形或伤前有病理性肾病如先天性孤立肾,对侧肾有病理性肾功能丧失而发生肾血管栓塞,尿路血块梗阻等均可导致尿量减少或无尿。必要时进行影像学检查或复查,随时对肾损伤是否出现进展或并发症进行临床判断和救治。在观察期间病情有恶化趋势时应及时处理或手术探查。

接受保守治疗的患者需要绝对卧床 2 周以上,直到尿液变清,并限制活动至镜下血尿消失。因伤后损伤组织脆弱,或局部血肿,尿外渗易发生感染,因此往往在伤后 1~3 周内因活动不当常可导致继发出血。

(三)介入治疗

随着血管外科介入治疗的发展,越来越多的肾损伤患者可以通过介入治疗获得明确的效果。当肾损伤合并出血但血流动力学平稳,由于其他损伤不适宜开腹探查或延迟性再出血,术后肾动静脉瘘及肾动脉分支损伤,均可采用选择性动脉插管技术,在动脉造影的同时栓塞出血的肾动脉。由于介入治疗失败后还存在外科治疗的可能,因此对暂时不具备外科治疗适应证,同时存在出血风险的患者可以考虑进行血管造影及介入治疗。目前介入治疗可以达到超选择性血管栓塞的效果,对止血及保护肾功能都具有临床意义。介入治疗尤其适用于对侧肾缺如,或对侧肾功能不全的肾损伤患者。肾损伤患者介入治疗后需要卧床休养和观察,在此期间一旦病情发生变化需要外科治疗时应该积极准备下一步外科治疗的实施。

(四)外科治疗

对于肾损伤患者,在决定外科治疗时应该考虑的几个问题是该患者是否需要手术治疗,手术治疗的目的是外科探查还是目标明确的肾修补术。在外科治疗之前一定要明确对侧肾脏的状况,同时要告知患者及其家属伤侧肾脏有切除的可能。因为不论是手术探查还是肾修补术,手术前都很难判断伤侧肾脏的具体情况,必要时术者需要术中和向患者家属交代病情,决定手术方式。

1.外科探查

外科探查主要见于下列几种状况。

(1)难以控制的出血:由于肾外伤导致大量的持续性显性出血或全身支持疗法不能矫正休克状态的患者,应立即手术止血挽救生命。可以在手术中进行静脉尿路造影了解双肾功能。

(2)腹部多脏器损伤:腹部脏器损伤是手术适应证。肾损伤往往伴有腹部多脏器损伤。腹部多脏器损伤采用 CT、超声波等综合诊断后可以进行手术,同时探查肾脏损伤状况。

(3)大量尿外渗:尿外渗是由于肾损伤导致肾脏集合系统包括肾盂、输尿管连接部损伤断裂所致。少量的尿外渗大部分可以自然愈合,大量的尿外渗可形成尿性囊肿,若继发感染后导致脓肿及肾出血。肾损伤后出现大量尿外渗的患者,应该积极进行手术探查尽早修补集合系统的损伤。

2.外科探查原则

(1)外科探查前或打开腹膜后血肿前未作影像学检查者应手术中行大剂量静脉尿路造影,了解肾损伤严重程度及对侧肾功能。对侧肾脏有病理性改变及先天缺如者应尽力保留伤肾。对侧肾功能正常者原则上也需尽力保留,不能轻易切除伤肾。

(2)在打开后腹膜清除肾周血肿暴露肾脏前必须控制肾脏的血液循环,以避免出现难以控制的出血而导致生命危险及患肾切除。

(3)探查时肾血管控制温缺血时间不应超过 60 分钟,如超时需用无菌冰降温并给予肌苷以保护肾功能的恢复。

(4)暴露整个肾脏并仔细检查肾实质、肾盂、输尿管及肾血管,并评估损伤程

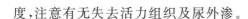

度,注意有无失去活力组织及尿外渗。

(5)需彻底清创,尤其是因枪伤所致的肾损伤。清除因子弹爆炸效应出现的组织缺血坏死,可减少术后感染、出血及高血压等并发症。

(6)腹膜后留置导管引流。因肾损伤常累及集合系统,术后尿外渗及渗血可经引流管导出,避免术后尿性囊肿及感染等并发症。

3.外科探查手术入路

(1)急性肾创伤的手术探查最好采取经腹途径,以便探查腹腔脏器和肠管。通常取剑突下至耻骨的腹正中切口,此入路能在打开肾周筋膜清理血肿前较易游离并控制双肾的动脉及静脉。

(2)迅速进入腹腔,在出血不严重时探查腹腔脏器并可修补。在探查肾脏之前,如有必要,应先对大血管、肝脏、脾脏、胰腺和肠管创伤进行探查及处理。当出血证实主要来自肾脏应尽快暴露肾血管及肾脏控制出血。

(3)由于腹膜后有大量血肿使正常解剖关系破坏变形,需仔细辨别标志。可提起小肠暴露后腹膜,在肠系膜下动脉、主动脉前壁向下剪开后腹膜。血肿过大难以辨认主动脉时可以肠系膜静脉作为标志,去除血肿找到主动脉前壁向下剪开后腹膜。

(4)从左肾静脉与下腔静脉连接处提起左肾静脉较易暴露双侧肾动脉和腹主动脉。游离双肾的动脉静脉,注意约25%患者双侧有多个肾动脉而15%患者有多个肾静脉。多个肾静脉者约80%发生在右侧肾脏。

(5)将游离的肾脏血管分别用橡皮带提起或用无损伤血管钳夹住。确保肾血管已得到控制后,提起伤肾侧结肠,剪开侧腹膜并打开肾周筋膜清理肾周血肿并完全暴露肾脏,观察肾脏损伤程度及范围。也可分别从升结肠或降结肠外侧腹膜处剪开上至肝区或脾区,将结肠推向中线,暴露肾脏血管。

4.肾修补缝合术和肾部分切除术

当肾裂伤比较限局时可行肾脏修补缝合术控制出血。在肾上极或下极有严重裂伤也可采用肾部分切除术。在控制肾血管及暴露肾脏之后,剥离肾包膜并尽可能保留肾包膜,锐性清除破碎及无活力组织。肾创伤断面有撕裂肾盏或肾盂及较大血管可用蚊式钳夹住并以4-0可吸收铬制线间断缝扎关闭破碎集合系统及止血。再以2-0铬制缝线通过肾包膜贯穿褥式缝合裂开肾实质,以游离的包膜遮盖肾裂伤处,避免术后出血。结扎缝线时应松紧适度,于裂伤及缝线处置垫备好的脂肪或吸收性明胶海绵,避免结扎缝线用力过度,撕裂肾实质。包膜短缺也可用带蒂网膜或邻近裂伤处腹膜遮盖创面并缝合止血。网膜中间切开勿损伤主要血管。将其网膜片由外侧襄向前方,可用 1-0 可吸收肠线绑扎数道避免大网膜滑脱。开放肾循环观察无出血后,冲洗伤口并腹膜后留置引流管一根,缝合伤口。大网膜包裹伤肾,取材方便,能增加伤肾血供,可促进其恢复。

肾脏损伤后的修复技术可影响损伤的愈合。过多的缝合肾实质可能导致局部压迫性坏死,破坏肾实质的结构。因此尽可能缝合肾包膜而少缝肾实质。包膜不够时可用腹膜或大网膜移植皮片或特殊结构网套(polyglycolic,聚乙醇酸网)包绕肾脏。应用该网套 60 天可完全吸收。肾被膜重建完整而用肠线缝合三个月仍有肠线残留且伴炎性反应。因此采用合成缝线较铬制肠线更佳。

5.肾切除术

术中发生难以控制的出血,肾蒂损伤,集合系统断裂无法修复与吻合,或肾栓塞时间过长,功能难以恢复时,在对侧肾功能良好的情况下可考虑肾切除术。以肾蒂钳双重钳夹肾蒂,剪断肾蒂血管,用 10 号丝线双重结扎及缝扎肾蒂血管,钳夹及剪断上段输尿管,以 7 号丝线结扎输尿管远端。切除伤肾后清除血肿并冲洗肾窝,如止血充分可不置引流管。如放置引流可于术后 1～3 天去除。

6.肾切除术的适应证

肾创伤修补术受很多因素影响。体温低、凝血功能差的病情不稳定患者,如果对侧肾脏功能良好则不应冒险进行肾修补术。如前所述,24 小时内有计划的紧急处理(包扎伤口、控制出血和纠正代谢和凝血异常)为治疗提供了选择机会。对于广泛肾创伤,如行肾修补术危及患者生命时,应立即采取完整肾切除术。Nash 和同伴回顾由于肾创伤行肾切除术的病例时发现,77%的肾切除是因为肾实质、血管创伤和严重的复合伤,其余的 23%是在肾修补术中因血流动力学不稳定而被迫施行肾切除术。

7.肾损伤外科治疗术后观察要点

(1)注意观察生命体征,包括血压、脉搏、体温、尿量、尿颜色、伤口出血、血红蛋白、血细胞比容等变化,必要时可用止血药物。

(2)保持卧床 2 周以上,直到尿液变清。

(3)引流管无血性液体或尿外渗等分泌物排出可于术后 5～10 天去除。

(4)采用抗感染治疗一个月。

(5)定期检测肾功能及影像学检查。

(6)观察可能发生的并发症如延迟性出血,局部血肿,尿性囊肿,脓肿形成及高血压等,必要时应用超声及 CT 检查。根据不同情况选用穿刺引流,选择性肾动脉栓塞或再次手术肾切除等方法治疗。

(五)医源性损伤的救治

在医源性损伤的救治过程中,以及时明确诊断非常重要。由于医源性损伤主要是由于各种腔镜操作不当引起,因此规范化的腔镜操作是预防医源性损伤的唯一途径。一旦发生医源性损伤,应该及时进行治疗,以免延误最佳治疗时机。

1.肾血管损伤引起的大量出血

腔镜操作引起肾血管或腔静脉损伤并继发的大量出血往往来势迅猛,突然之间腔镜的视野全部被出血掩盖。这时就需要迅速判断可能的出血部位。经过迅速的腔内处理仍然达不到止血效果时应该及时改开放手术,在清晰的视野下完成损伤血管的修复手术。

腹腔镜操作引起肾静脉或腔静脉损伤的另一个特点是由于气腹的高压状态,即使发生了损伤也有可能无明显的出血。当解除或降低气腹压力后,才能表现出明显的出血。对于这类状况最好的处理也是及时发现出血,可以在降低气腹压力后再次观察,或及时观察引流管的引流液,一旦确认有活动性出血应该积极处理。

2.肾周血肿、肾裂伤或尿外渗

腔镜操作引起的肾周血肿、肾裂伤或尿外渗一般通过手术中的缝合处理都能够达到救治的目的,但是需要引起重视的是手术后应该按照肾外伤的处理原则观察引流液的状况、必要的卧床休息和追加的抗感染治疗。

六、肾脏损伤的并发症

(一)尿外渗和尿性囊肿

国外报道,闭合性肾损伤尿外渗发生率为 $2\%\sim18\%$,而贯通伤为 $11\%\sim26\%$。未处理的尿外渗一般伤后 $2\sim5$ 天可在腹膜后脂肪组织蓄积,随着尿液蓄积增多,周围组织纤维化反应,形成纤维包膜或囊壁而成尿性囊肿。尿性囊肿可在伤后数周内形成,也可在数年后形成,尿外渗或尿性囊肿的出现表明肾的集合系统损伤,也可能因血块、输尿管壁及周围血肿压迫导致尿液引流不畅而外渗。

持久的尿外渗可以导致尿囊肿、肾周感染和肾功能受损。这些患者应早期给予全身抗生素治疗,同时严密观察病情。在多数情况下,尿外渗会自然消退。如果尿外渗持续存在,那么置入输尿管支架常常可以解决问题。尿性囊肿可采用在超声或 CT 引导下的穿刺引流,将 22 号穿刺针,经腰部皮肤进入囊腔,抽取液体标本做常规检查、培养,用扩张器逐个扩张通道致使 F12～F16 导管等进入囊内,排空渗出的尿液。长期引流尿液不能减少或消失,应考虑损伤严重或远端输尿管有狭窄或梗阻因素。尿性囊肿长期刺激和梗阻可使肾周组织纤维化,影响肾脏功能,当肾已失去功能,破坏严重,在对侧肾功能良好情况下可考虑肾切除术。

(二)延迟性出血

迟发的肾脏出血在创伤后数周内都有可能发生,但通常不会超过3周。最基本的处理方法为绝对卧床和补液。迟发性出血的处理应该根据患者全身状况,出血严重程度及影像学检查结果而定,大量出血危及生命应急诊手术。如果表现为持续性的出血,可以进行血管造影确定出血部位后栓塞相应的血管。

(三)肾周脓肿

肾创伤后肾周脓肿极少发生,但持续性的尿外渗和尿囊肿是其典型的前兆。肾周脓肿可有急性及慢性表现两种。急性表现可在伤后5~7天出现高热、腰背疼痛、叩击痛,甚至腹胀、肠梗阻症状。慢性特点仅表现为低烧、盗汗、食欲下降、体重下降,出现感染迹象时应特别注意有可能发生继发性出血。其诊断主要根据超声与CT检查。

早期可以经皮穿刺引流,必要时切开引流。应注意肾周脓肿往往是多房性,当引流不畅时,应手术将其间隔破坏,保证引流通畅,或切除已破坏的肾脏。根据感染细菌类型及敏感性选用相应抗生素控制感染。

(四)肾性高血压

创伤后早期发生高血压很少有报道,多数患者出现肾损伤后高血压,一般在伤后一年内。然而临床发现有早在伤后一天内就有高血压表现,也有在20年后才出现高血压。创伤后发生肾性高血压的机制:①肾血管外伤直接导致血管狭窄或阻塞。②尿外渗压迫肾实质。③创伤后发生的肾动静脉瘘。在以上因素的作用下,肾素-血管紧张素系统由于部分肾缺血而受到刺激,进而引起高血压。

第二节　输尿管损伤

一、病因

输尿管是位于腹膜后间隙的细长管状器官,位置较深,有一定的活动范围,一般不易受外力损伤。输尿管损伤多为医源性。

(一)外伤损伤

1.开放性损伤

外界暴力所致输尿管损伤率约为 4%，主要是由刀伤、枪伤、刃器刺割伤引起。损伤不仅可以直接造成输尿管的穿孔、割裂或切断，而且继发感染，导致输尿管狭窄或漏尿。

2.闭合性损伤

多发生于车祸、高处坠落及极度减速事件中，损伤常造成胸腰椎错位、腰部骨折等。损伤机制有两方面：一方面由于腰椎的过度侧弯或伸展直接造成输尿管的撕脱或断裂；另一方面由于肾脏有一定的活动余地，可以向上移位，而相对固定的输尿管则被强制牵拉，造成输尿管的断裂，最常见的就是肾盂输尿管连接处断裂。

(二)手术损伤

医源性损伤是输尿管损伤最常见的原因，常见于外科、妇产科的腹膜后手术或盆腔手术，如子宫切除术、卵巢切除术、剖宫产、髂血管手术、结肠或直肠的肿瘤切除术等。临床上尤以子宫切除术和直肠癌根治术损伤输尿管最为常见。

(三)器械损伤

随着腔内泌尿外科的发展及输尿管镜技术的不断进步，输尿管镜引起输尿管损伤率也由 7% 下降至 1%～5%。

1.输尿管插管损伤

在逆行肾盂造影、PCNL 术前准备、留置肾盂尿标本等检查或操作时需行输尿管插管，若输尿管导管选择不当、操作不熟练会引起输尿管损伤，尤其是在狭窄段和交界段。轻者黏膜充血水肿，重者撕裂穿孔。

2.输尿管镜检查损伤

输尿管扭曲成角或连接、交界处处于弯曲时，行硬性输尿管镜检查，如果操作不当或输尿管镜型号选择不当，就会损伤输尿管，形成假道或穿孔，甚至输尿管完全断裂。

3.输尿管碎石损伤

无论是选择取石钳、套石篮还是输尿管镜下钬激光碎石，较大的结石长期嵌顿刺激，结石周围黏膜水肿，甚至形成息肉，对于这种情况如果强制通过输尿管镜或导丝可能损伤输尿管。

4.其他碎石损伤

腔镜下使用激光或体外冲击波碎石治疗输尿管结石,可能会发生不同程度的管壁损伤。

(四)放疗损伤

宫颈癌、前列腺癌等放疗后,输尿管管壁易水肿、出血、坏死,进而形成纤维瘢痕或尿瘘。

二、临床表现

输尿管损伤的临床表现复杂多样,有可能出现较晚,也有可能不典型或者被其他脏器损伤所掩盖。常见的临床表现如下。

(一)尿外渗

开放性手术所致输尿管穿孔、断裂,或其他原因引起输尿管全层坏死、断离者,都会有尿液从伤口中流出。尿液流入腹腔会引起腹膜炎,出现腹膜刺激征;流入后腹膜,则引起腹部、腰部或直肠周围肿胀、疼痛,甚至形成积液或尿性囊肿。

(二)血尿

血尿在部分输尿管损伤中会出现,可表现为镜下或肉眼血尿,具体情况要视输尿管损伤类型而定。输尿管完全离断时,可以表现为无血尿。

(三)尿瘘

溢尿的瘘口一周左右就会形成瘘管。瘘管形成后常难以完全愈合,尿液不断流出,常见的尿瘘有输尿管皮肤瘘、输尿管腹膜瘘和输尿管阴道瘘等。

(四)感染症状

输尿管损伤后,自身炎症反应、尿外渗及尿液聚集等很快引起机体炎症反应,轻者局部疼痛、发热、脓肿形成,重者发生败血症或休克。

(五)无尿

如果双侧输尿管完全断裂或被误扎,伤后或术后就会导致无尿,但也要与严重外伤后所致休克、急性肾衰竭引起的无尿相鉴别。

(六)梗阻症状

放射性或腔内器械操作等所致输尿管损伤,由于长期炎症、水肿、粘连等,晚期会出现受损段输尿管狭窄甚至完全闭合,进而引起患侧上尿路梗阻,表现为输尿管扩张、肾积水、腰痛、肾衰竭等。

(七)合并伤表现

表现为受损器官的相应症状,严重外伤者会有休克表现。

三、诊断

(一)病史

外伤、腹盆腔手术及腔内泌尿外科器械操作后,如果出现伤口内流出尿液或一侧持续性腹痛、腹胀等症状时,均应警惕输尿管损伤的可能性。

(二)辅助检查

1.静脉尿路造影

部分输尿管损伤可以通过静脉尿路造影显示。

(1)输尿管误扎:误扎的输尿管可能完全梗阻或者通过率极低,因而造影剂排泄障碍,出现输尿管不显影或造影剂排泄受阻。

(2)输尿管扭曲:输尿管可以表现为单纯弯曲,也可以表现为弯曲处合并狭窄引起完全或不完全梗阻。前者造影剂可以显示扭曲部位,后者表现为病变上方输尿管扩张,造影剂排泄受阻。

(3)输尿管穿孔、撕脱、完全断裂:表现为造影剂外渗。

2.逆行肾盂造影

表现为在受损段输尿管插管比较困难,通过受阻。造影剂无法显示,自破裂处流入周围组织。该检查可以明确损伤部位,了解有无尿外渗及外渗范围,需要时可以直接留置导管引流尿液。

3.膀胱镜检查

膀胱镜不仅可以直视下了解输尿管开口损伤情况,观察有无水肿、黏膜充血,而且可以观察输尿管口有无喷尿或喷血尿,判断中上段输尿管损伤、梗阻的情况。

4.CT

可以良好显示输尿管的梗阻、尿外渗范围、尿瘘及肾积水等,尤其配合增强影像可以进一步提高诊断准确率。

5.B超

B超简易方便,可以初步了解患侧肾脏、输尿管梗阻情况,同时发现尿外渗。

6.放射性核素肾图

对了解患侧肾功能及病变段以上尿路梗阻情况有帮助。

(三)术中辨别

手术中,如果高度怀疑输尿管损伤时,可以应用亚甲蓝注射来定位诊断。方法是将 1~2 mL 亚甲蓝从肾盂注入,仔细观察输尿管外是否有蓝色液体出现。注射时不宜太多太快,因为过多亚甲蓝可以直接溢出或污染周围组织,影响判断。

四、治疗

输尿管损伤的处理既要考虑输尿管损伤的部位、程度、时间及肾脏膀胱情况,又要考虑患者的全身情况,了解有无严重合并伤及休克。

(一)急诊处理

(1)首先抗休克治疗,积极处理引起输尿管损伤的病因。

(2)术中发现的新鲜无感染输尿管伤口,应一期修复。

(3)如果输尿管损伤 24 小时以上,组织发生水肿或伤口有污染,一期修复困难时,可以先行肾脏造瘘术,引流外渗尿液,避免继发感染,待情况好转后再修复输尿管。

(二)手术治疗

1.输尿管支架置放术

对于输尿管小穿孔、部分断裂或误扎松解者,可放置双 J 管或输尿管导管,保留 2 周以上,一般能愈合。

2.肾造瘘术

对于输尿管损伤所致完全梗阻不能解除时,可以肾脏造瘘引流尿液,待情况好转后再修复输尿管。

3.输尿管成形术

对于完全断裂、坏死、缺损的输尿管损伤者,或保守治疗失败者,应尽早手术修复损伤的输尿管,恢复尿液引流通畅,保护肾功能。同时,彻底引流外渗尿液,防止感染或形成尿液囊肿。

手术中可以通过向肾盂注射亚甲蓝,观察术野蓝色液体流出,来寻找断裂的输尿管口。输尿管吻合时需要仔细分离输尿管并尽可能多保留其外膜,以保证营养与存活。

(1)输尿管-肾盂吻合术:上段近肾盂处输尿管或肾盂输尿管连接处撕脱断裂者可以行输尿管-肾盂吻合术,但要保证无张力。若吻合处狭窄明显时,可以留置双J管作支架,2周后取出。近年来,腹腔镜下输尿管-肾盂吻合术取得了成功,将是一个新的治疗方式。

(2)输尿管-输尿管吻合术:若输尿管损伤范围在2 cm以内,则可以行输尿管端端吻合术。输尿管一定要游离充分,保证无张力的吻合。双J管留置2周。

(3)输尿管-膀胱吻合术:输尿管下段的损伤,如果损伤长度在3 cm之内,尽量选择输尿管-膀胱吻合术。该手术并发症少,但要保证无张力及抗反流。双J管留置时间依具体情况而定。

(4)交叉输尿管-输尿管端侧吻合术:如果一侧输尿管中端或下端损伤超过1/2,端端吻合张力过大或长度不足时,可以将损伤侧输尿管游离,跨越脊柱后与对侧输尿管行端侧吻合术。尽管该手术成功率高,但也有学者认为不适合泌尿系统肿瘤和结石的患者,以免累及对侧正常输尿管,提倡输尿管替代术或自体肾脏移植术。

(5)输尿管替代术:如果输尿管损伤较长,一侧或双侧病变较重,无法或不适宜行上述各种术式时,可以选择输尿管替代术。常见的替代物为回肠,也有报道应用阑尾替代输尿管取得手术成功者。近年来,组织工程学材料的不断研制与使用,极大地方便并降低了该手术的难度。

4.放疗性输尿管损伤

长期放疗往往会使输尿管形成狭窄性瘢痕,输尿管周围也会纤维化或硬化,且范围较大,一般手术修补输尿管困难,且患者身体情况较差时,宜尽早行尿流改道术。

5.自体肾脏移植术

当输尿管广泛损伤,长度明显不足以完成以上手术时,可以将肾脏移植到髂窝中,以缩短距离。手术要将肾脏缝在腰肌上,注意保护输尿管营养血管及外膜。不过需要注意的是,有8%的自体移植肾者术后出现移植肾无功能。

6.肾脏切除术

损伤侧输尿管所致肾脏严重积水或感染,肾功能严重受损或肾脏萎缩者,如对侧肾脏正常,则可施行肾脏切除术。另外,内脏严重损伤且累及肾脏无法修复者,或长期输尿管瘘存在无法重建者,也可以行肾脏切除术。

第三节 膀 胱 损 伤

一、病因

膀胱位于盆腔深部，耻骨联合后方，周围有骨盆保护，通常很少发生损伤。究其受伤原因大体分为以下三种。

(一)外伤性

最常见的原因为各种因素引起的骨盆骨折，如车祸、高处坠落等；其次为膀胱在充盈状态下突然遭到外来打击，如下腹部遭受撞击、摔倒等；少见原因尚有火器、利刃所致穿通伤等。

(二)医源性

最常见于妇产科、下腹部手术，以及某些泌尿外科手术，如 TURBT、TURP及输尿管镜检查等均可导致膀胱损伤。尤其是近年来随着腹腔镜手术的日益开展，医源性损伤更加不容忽视。

(三)自身疾病

比较少见，可由意识障碍引起，如醉酒或精神疾病；病理性膀胱如肿瘤、结核等可致自发性破裂。

二、临床表现

无论何种原因，膀胱损伤病理上大体分为挫伤及破裂两类。前者伤及膀胱黏膜或肌层，后者根据破裂部位分为腹膜外型、腹膜内型及两者兼有的混合型，从而有不同的临床表现。

轻微损伤仅出现血尿、耻骨上或下腹部疼痛等；损伤重者可出现血尿、无尿、排尿困难、腹膜炎等。

(一)血尿

可表现为肉眼或镜下血尿，其中肉眼血尿最具有提示意义。有时伴有血凝块，大量血尿者少见。

(二)疼痛

多为下腹部或耻骨后的疼痛，伴有骨盆骨折时，疼痛较剧。腹膜外破裂者，疼痛主要位于盆腔及下腹部,可有放射痛,如放射至会阴部、下肢等。膀胱破裂至腹腔者,表现为腹膜炎的症状及体征:全腹疼痛、压痛及反跳痛、腹肌紧张、肠鸣音减弱或消失等。

(三)无尿或排尿困难

膀胱发生破裂,尿液外渗,表现为无尿或尿量减少,部分患者表现为排尿困难,与疼痛、恐惧或卧床排尿不习惯等有关。

(四)休克

常见于严重损伤者。由创伤及大出血所致,如腹膜炎或骨盆骨折。

三、诊断

膀胱损伤的病理类型关系到治疗效果,因而应尽量做出准确诊断。和其他疾病一样,需结合病史(如外伤、手术史等)及症状、体征,以及辅助检查,综合分析,做出诊断。

膀胱损伤常被腹部、骨盆外伤引起的症状干扰或被其所掩盖。当患者诉耻骨上或下腹部疼痛,排尿困难,结合外伤、手术史,耻骨上区触疼,腹肌紧张,以及肠鸣音减弱等,应考虑膀胱损伤的可能。

(一)导尿检查

一旦怀疑膀胱损伤,即应马上给予导尿,如尿液清亮,可初步排除膀胱损伤;如尿液很少或无尿,应行注水试验:向膀胱内注入 200～300 mL 生理盐水,稍待片刻后抽出,如出入量相差很大,提示膀胱破裂。该方法尽管简便,但准确性差,易受干扰。

(二)膀胱造影

膀胱造影是诊断膀胱破裂最有价值的方法,尤其是对于骨盆骨折合并肉眼血尿的患者。导尿成功后,经尿管注入稀释后的造影剂(如 15%～30%的复方泛影葡胺),分别行前后位及左右斜位摄片,将造影前后 X 线片比较,观察有无造影剂外溢及其部位。腹膜内破裂者,造影剂溢出至肠系膜间相对较低的位置或到达膈肌下方;腹膜外破裂者可见造影剂积聚在膀胱颈周围。亦有人采用膀胱注气造影法,向膀胱内注气,观察气腹症,以帮助诊断。需要指出的是,由于 10%～29%的患者常同时出现膀胱和尿道损伤,故在发现血尿或导尿困难时,尚应行逆行尿道造影,以排除尿道损伤。

(三)CT 及 MRI

临床应用价值低于膀胱造影,不推荐使用。但患者合并其他伤需行 CT 或 MRI 检查,有时可发现膀胱破口或难以解释的腹部积液,应想到膀胱破裂的可能。

(四)静脉尿路造影

在考虑合并有肾脏或输尿管损伤时,行 IVU 检查,同时观察膀胱区有无造影剂外溢,可辅助诊断。

四、治疗

除积极处理原发病及危及生命的并发症外,对于膀胱损伤,应根据不同的病理损伤类型,采用不同的治疗方法。

(一)膀胱挫伤

一般仅需保守治疗,卧床休息,多饮水,视病情持续导尿数天,预防性应用抗生素。

(二)腹膜外膀胱破裂

钝性暴力所致下腹部闭合性损伤,如患者情况较好,不伴有并发症,可仅予以尿管引流。主张采用大口径尿管(22 F),以确保充分引流。2 周后拔除尿管,但拔除尿管前推荐行膀胱造影。同时应用抗生素持续至尿管拔除后 3 天。

以下情况应考虑行膀胱修补术:①钝性暴力所致腹膜外破裂,有发生膀胱瘘、伤口不愈合、菌血症的潜在可能性时。②因其他脏器损伤行手术探查时,如怀疑膀胱损伤,应同时探查膀胱,发现破裂,予以修补。③骨盆骨折在行内固定时,应对破裂的膀胱同时修补,防止尿外渗,从而减少内固定器械发生感染的机会。而对于膀胱周围血肿,除非手术必需,否则不予处理。

(三)腹膜内膀胱破裂

腹膜内膀胱破裂其裂口往往比膀胱造影所见要大得多,往往难于自行愈合,因而一旦怀疑腹膜内破裂,即应马上手术探查,同时检查有无其他脏器损伤。术中发现破裂,应用可吸收线分层修补,并在膀胱周围放置引流管。根据情况决定是单纯行留置导尿,还是加行耻骨上膀胱高位造瘘,但最近观点认为后者并不优于单独留置导尿。术后应用抗生素。有时,膀胱造影提示膀胱裂口很小,或患者病情不允许,可暂时行尿管引流,根据病情决定下一步是否行手术探查或修补。

以下两点需注意:①术中在修补膀胱裂口前,应检查输尿管有无损伤,通过观察输尿管口喷尿情况,静脉注射亚甲蓝或试行逆行插管来判定。输尿管壁内段或邻近管口的损伤,放置双 J 管或行膀胱输尿管再植术。②术中如发现直肠或阴道损伤,应将损伤的肠壁或阴道壁游离,重叠缝合加以修补,同时在膀胱与损伤部位之间填塞有活力的邻近组织,或者在修补的膀胱壁处注入生物胶,尽量减少膀胱直肠(阴道)瘘的发生;但结肠或直肠损伤时,如粪便污染较重,应改行结肠造瘘,二期修补。

(四)膀胱穿通伤

应马上手术探查,目的有二:①观察有无腹内脏器损伤。②观察有无泌尿系统损伤。发现膀胱破裂,分层修补;同时观察有无三角区、膀胱颈部或输尿管损伤,视损伤情况做对应处理。当并发直肠或阴道损伤时,处理同上。

对于膀胱周围的血肿,应予以清除。留置的引流管需在腹壁另外戳洞引出。术后应用抗生素。

第六章

泌尿生殖系统结石

第一节 肾 结 石

尿路结石是泌尿系统的常见疾病之一。随着我国经济的发展和饮食结构的改变,我国尿路结石的发病率呈逐年上升的趋势。近 20 年来,微创技术的发展使得尿路结石的治疗发生了革命性的进步。尿路结石按部位可分为上尿路(肾和输尿管)结石和下尿路(膀胱和尿道)结石。其中上尿路结石约占 80%。肾结石是尿路结石中最常见的疾病,本节重点介绍肾结石。

我国尿路结石总的发病率为 1%～5%。结石的发生率与患者的性别、年龄、种族、体重指数、职业、水的摄入量、水质、气候和地理位置有关。

尿路结石多发于中年男性,男女比为(2～3):1。男性的高发年龄为 30～50 岁,女性有两个发病高峰,35 岁和 55 岁,近年来女性的尿路结石发病率有增高趋势。肥胖患者容易患尿酸结石和草酸钙结石,可能与胰岛素抵抗造成低尿 pH 和高尿钙有关。从事高温作业的人员尿路结石的发病率高,与其出汗过多、机体水分丢失有关。南方地区和沿海诸省市区的发病率可达 5%～10%,在这些地区,尿路结石患者可占泌尿外科住院患者的 50% 以上,这与日照时间长、机体产生较多维生素 D_3 和高温出汗水分丢失有关。水的硬度高低与尿路结石的发生率之间没有定论,但大量饮水确实可以降低尿路结石发生的风险。经济发达地区居民饮食中蛋白和碳水化合物比例较高,其肾结石的发生比例较高。

一、肾结石的种类

肾结石由基质和晶体组成,晶体占 97%,基质只占 3%。由于结石的主要成分为晶体,通常按照结石的晶体成分将肾结石主要分为含钙结石、感染性结石、尿酸结石和胱氨酸结石 4 大类。不同成分的结石的物理性质、影像学表现不同。

结石可以由单一成分组成,也可以包含几种成分。

二、肾结石的病因

肾结石的形成原因非常复杂。包括 4 个层面的因素:外界环境、个体因素、泌尿系统因素及尿液的成石因素。外界环境包括自然环境和社会环境,流行病学中提到的气候和地理位置属于自然环境,而社会经济水平和饮食文化属于社会环境。个体因素包括种族和遗传因素、饮食习惯、代谢性疾病和药物等。泌尿系统因素包括肾损伤、泌尿系统梗阻、感染、异物等。上述因素最终都导致尿液中各种成分过饱和、抑制因素的降低、滞留因素和促进因素的增加等机制,导致肾结石的形成。

与肾结石形成有关的各种代谢性因素包括尿 pH 异常、高钙血症、高钙尿症、高草酸尿症、高尿酸尿症、胱氨酸尿症、低枸橼酸尿症等。其中常见的代谢异常疾病有甲状旁腺功能亢进、远端肾小管性酸中毒、痛风、长期卧床、结节病、皮质醇增多或肾上腺功能不全、甲状腺功能亢进或低下、急性肾小管坏死恢复期、多发性骨髓瘤、小肠切除、克罗恩病、乳-碱综合征等。

药物引起的肾结石占所有结石的 1% 左右。药物诱发结石形成的原因有两类。一类为能够诱发结石形成的药物,包括钙补充剂、维生素 D、维生素 C(每天超过 4 g)、乙酰唑胺(利尿剂)等,这些药物在代谢的过程中导致了其他成分结石的形成。另一类为溶解度低的药物,在尿液浓缩时析出形成结石,药物本身就是结石的成分,包括磺胺类药物、氨苯蝶啶、茚地那韦(抗病毒药物)等。

尿路梗阻、感染和异物是诱发肾结石的主要局部因素,而梗阻、感染和结石等因素可以相互促进。各种解剖异常导致的尿路梗阻是肾结石形成的重要原因,临床上容易引起肾结石的梗阻性疾病包括机械性梗阻和非机械性梗阻两大类。其中机械性梗阻原因包括肾小管扩张(髓质海绵肾)、肾盏盏颈狭窄(包括肾盏憩室、肾盏扩张)、肾盂输尿管连接部狭窄、马蹄肾及肾旋转不良、重复肾盂输尿管畸形、输尿管狭窄(包括炎症性、肿瘤、外压性因素)、输尿管口膨出等。非机械性梗阻原因包括神经源性膀胱、膀胱输尿管反流和先天性巨输尿管等。反复发作的尿路感染、肾盂肾炎是导致感染性肾结石的常见原因。

了解结石的成分和病因,对于肾结石的治疗和预防有重要的指导意义。

三、症状

肾结石的临床表现多样。常见症状是腰痛和血尿,部分患者可以排出结石,此外还可以出现发热、无尿、肾积水、肾功能不全等表现。不少患者没有任何症状,只在体检时偶然发现。应当注意,无症状并不意味着患者的肾功能正常,临床上常发现症状与疾病的严重程度不成正比。

(一)疼痛

40%～50%的肾结石患者有腰痛症状,发生的原因是结石造成肾盂梗阻。通常表现为腰部的酸胀、钝痛。如肾结石移动造成肾盂输尿管连接部或输尿管急性梗阻,肾盂内压力突然增高,可造成肾绞痛。肾绞痛是上尿路结石的典型症状,表现为突然发作的脊肋角和腰部的刀割样疼痛,常伴有放射痛,受累部位为同侧下腹部、腹股沟、股内侧,男性可放射到睾丸和阴茎头,女性患者放射至阴唇。发作时,患者表情痛苦、坐卧不宁、辗转反侧、排尿困难、尿量减少,可以出现面色苍白、出冷汗、恶心、呕吐、低热等症状,甚至脉搏细速、血压下降。肾绞痛发作持续数分钟或数小时,经对症治疗可缓解,也可以自行缓解,缓解后可以毫无症状。肾绞痛可呈间歇性发作。部分患者疼痛呈持续性,伴阵发性加重。

(二)血尿

血尿是肾结石的另一常见临床表现,常常在腰痛后发生。血尿产生的原因是结石移动或患者剧烈运动导致结石对集合系统的损伤。约80%患者可出现血尿,但大多数患者只表现为镜下血尿,其中只有10%左右的患者表现为全程肉眼血尿。部分患者可以只出现无痛性全程肉眼血尿,需要与泌尿系统肿瘤等其他疾病进行鉴别诊断。

(三)排石

患者尿中排除结石时,可以确诊尿路结石诊断。应收集排出的结石并进行成分分析,以发现可能的代谢因素,利于结石的治疗和预防。排石常在肾绞痛发作后出现,也可以不伴有任何痛苦。

(四)发热

肾绞痛时可能伴或不伴低热。由于结石、梗阻和感染可互相促进,肾结石造成梗阻可继发或加重感染,出现腰痛伴高热、寒战。部分患者可表现为间断发热。感染严重时可造成败血症。出现发热症状时,需要引起高度重视,以及早进行抗感染、引流尿液处理,以预防全身严重感染的发生。

(五)无尿和急性肾功能不全

双侧肾结石、功能性或解剖性孤立肾结石阻塞造成尿路急性完全性梗阻,可以出现无尿和急性肾后性肾功能不全的表现,如水肿、恶心、呕吐、食欲缺乏等。

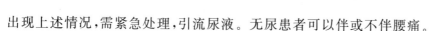

出现上述情况,需紧急处理,引流尿液。无尿患者可以伴或不伴腰痛。

(六)肾积水和慢性肾功能不全

单侧肾结石造成的慢性梗阻常不引起症状,长期慢性梗阻的结果可能造成患侧肾积水、肾实质萎缩。孤立肾或双侧病变严重时可发展为尿毒症,出现贫血、水肿等相应临床表现。对于有肾结石病史,特别是孤立肾伴肾结石患者,一定要定期检查,早发现、早治疗,从而避免恶化为终末期肾病。

四、体征

肾结石造成肾绞痛、钝痛时,临床表现为"症状重、体征轻"。典型的体征是患侧肾区叩击痛。脊肋角和腹部压痛可不明显,一般不伴腹部肌紧张。肾结石慢性梗阻引起巨大肾积水时,可出现腹部包块。

五、肾结石的诊断原则

(一)诊断依据

为病史、症状、体征、影像学检查和实验室检查。

(二)通过诊断需要明确

是否存在结石、结石的位置、数目、大小、形态、可能的成分、肾脏功能、是否合并肾积水、是否合并尿路畸形、是否合并尿路感染、可能的病因及既往治疗等情况。这些因素都在肾结石的治疗和预防方法选择中起重要作用。

(三)鉴别诊断

肾结石应当与泌尿系统结核、各种可能出现肾脏钙化灶的疾病、各种引起上尿路梗阻的疾病相鉴别。

六、病史

对于所有怀疑尿路结石诊断者,都应当全面采集病史,包括家族史、个人史和既往结石症状的发作和治疗等。25%的肾结石患者存在结石家族史。了解患者的居住和工作环境、饮食习惯、水摄入量,以及是否存在痛风、甲状旁腺功能亢进、远端肾小管性酸中毒、长期卧床、结节病、维生素 D 中毒、皮质醇增多或肾上腺功能不全、甲状腺功能亢进或低下、急性肾小管坏死恢复期、多发性骨髓瘤等各种代谢性疾病。既往结石发作情况、排石情况、治疗方法及结局、结石成分分析结果等。

七、影像学检查

明确肾结石的主要影像学检查为 B 超、泌尿系统平片（plain film of kidneys ureters and bladder，KUB）及静脉尿路造影（intravenous urography，IVU）和腹部 CT。通过影像学检查不但要明确是否存在肾结石，还需明确肾结石的位置、数目、大小、形态、可能的成分、是否合并肾积水、是否合并尿路畸形等情况。当然，诊断肾结石的同时，还应当明确尿路其他部位是否存在结石。磁共振成像、逆行造影、顺行造影和放射性核素检查在肾结石及其相关诊断中也有一定的作用。

（一）B 超

由于 B 超简便、快捷、经济、无创，对肾结石的诊断准确性较高，是《CUA 尿路结石诊疗指南》推荐的检查项目。B 超可以发现 2 mm 以上的肾结石，包括透 X 线的尿酸结石。B 超还可以了解是否存在肾积水。肾结石的 B 超表现为肾脏集合系统中的强回声光团伴声影，伴或不伴肾盂肾盏扩张（图 6-1）。肾结核的钙化在 B 超上的部位在肾实质，同时可能发现肾实质的破坏和空洞。但 B 超检查的不足之处是对于输尿管结石的诊断存在盲区，对肾功能的判断不够精确，对肾脏的钙化和结石的鉴别存在一定困难。

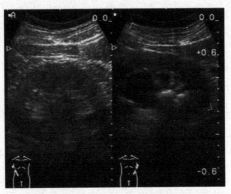

图 6-1　肾结石伴肾盂肾盏积水

（二）泌尿系统平片

KUB 是《CUA 尿路结石诊疗指南》推荐的常规检查方法。摄片前需要排空肠道，摄片范围包括全泌尿系统，从 11 胸椎至耻骨联合。90% 左右的肾结石不透 X 线，在 KUB 平片上可显示出致密影。KUB 平片可初步判断肾结石是否存在，以及肾结石的位置、数目、形态和大小，并且初步地提示结石的化学性质（图 6-2）。在 KUB 平片上，不同成分的结石显影程度从高到低依次为草酸钙、磷酸钙和磷酸镁铵、胱氨酸、含钙尿酸盐结石。纯尿酸结石和黄嘌呤结石能够透过 X 线,在 KUB 平片上不显影,称为透 X 线结石或阴性结石。胱氨酸结石的密度低,在 KUB 平片上的显影比较浅淡。应当注意,KUB 片上致密影的病因有多种,初诊时不能只根据 KUB 平片确诊肾结石,更不能只凭 KUB 就进行体外碎石、手术等治疗。需要结合 B 超、静脉尿路造影或 CT 等与肾结核钙化、肿瘤钙化、腹腔淋巴结钙化、胆囊结石等其他致密影相鉴别。KUB 可用于肾结石治疗后的复查。

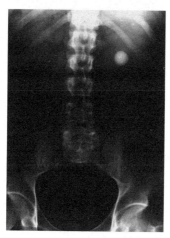

图 6-2　左肾结石

(三)静脉尿路造影

又称静脉肾盂造影(intravenous pyelography,IVP)。IVU 是《CUA 尿路结石诊疗指南》推荐的检查方法。在非肾绞痛发作期,KUB 和 IVU 是诊断尿路结石的"金标准"。IVU 应与 KUB 平片联合进行(图 6-3),通常在注射造影剂后 10 分钟和 20 分钟摄片。通过 IVU 可了解肾盂肾盏的解剖结构,确定结石在集合系统的位置,还可以了解分侧肾功能,确定肾积水程度,并与其他 KUB 平片上可疑的致密影相鉴别。KUB 平片上不显影的尿酸结石在 IVU 片上表现为充盈缺损。如一侧肾脏功能受损严重而不显影时,延迟至 30 分钟以上拍片常可以达到肾脏显影的目的,也可应用大剂量造影剂进行造影。应当注意,肾绞痛发作时,急性尿路梗阻可能会导致患侧尿路不显影或显影不良,对分肾功能的判断带来困难,应尽量避免在肾绞痛发作时行 IVU。

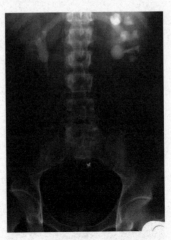

图 6-3　IVU

在使用造影剂时,应当注意以下问题:①使用前应进行造影剂过敏试验,对于有过敏史或可能存在造影剂过敏风险时,可在检查前应用糖皮质激素和/或抗组胺药物,并且避免使用离子型造影剂。②静脉使用造影剂可能导致肾脏灌注减低和肾小管损害。使用造影剂 3 天内血清肌酐增高超过 44 μmol/L,如无其他合理解释,则考虑出现造影剂损害。危险因素包括血清肌酐异常、脱水、超过70 岁、糖尿病、充血性心力衰竭、应用非甾体抗炎药或氨基糖苷类药物(应停药24 小时以上)等。应当避免在 48 小时内重复使用造影剂。③糖尿病患者如服用二甲双胍,造影剂可能会加重其乳酸酸中毒。应在造影后停服二甲双胍48 小时,如肾功能异常,还应在造影前停服 48 小时;如怀疑出现乳酸酸中毒,应检测血 pH、肌酐和乳酸。④未控制病情的甲状腺功能亢进者,禁用含碘造影剂。

(四)逆行造影

通过膀胱镜进行输尿管逆行插管进行造影,为有创检查,不作为肾结石的常规检查手段。在 IVU 尿路不显影或显影不良、或对造影剂过敏、不能明确 KUB片上致密影的性质又无条件行 CT 检查时,可行逆行造影。逆行造影可以清晰直观地显示上尿路,判定是否同时存在肾盂输尿管连接部狭窄等解剖因素。传统的逆行插管双曝光已很少应用。

(五)顺行造影

已行肾穿刺造瘘者,可通过造瘘管顺行造影了解集合系统的解剖及与结石的关系。

（六）CT

CT 是《CUA 尿路结石诊疗指南》可选检查方法。CT 在尿路结石诊断中的应用越来越普及。螺旋 CT 平扫（图 6-4）对肾结石的诊断准确、迅速，其准确率在 95% 以上，高于 KUB 和 IVU，能够检出其他影像学检查中可能遗漏的小结石。而且不需要肠道准备、不必使用造影剂、不受呼吸的影响。CT 片上结石的不同的 CT 值可以反映结石的成分、硬度及脆性，可以为体外碎石、经皮肾镜取石术、逆行肾内输尿管软镜碎石术等治疗方法的选择提供参考。增强 CT 能够显示肾脏积水的程度、观察肾实质的血供和造影剂的排泄情况、测算肾实质的体积，从而反映肾脏的形态和功能。CT 还能明确肾脏的解剖、结石的空间分布和周围器官的解剖关系，指导经皮肾镜等治疗。此外，CT 还可以发现其他腹腔内的病变。CT 增强及三维重建可以进行 CT 尿路显像（CT urography，CTU，图 6-5），可以代替 IVU。由于 CT 的诸多优势，有逐步代替 KUB/IVU 成为尿路结石的首选检查方法的趋势。

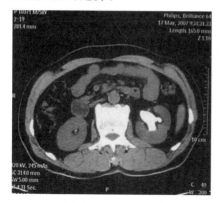

图 6-4　螺旋 CT 平扫

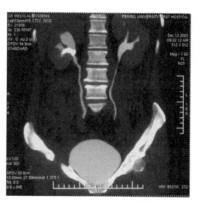

图 6-5　CT 尿路显像

（七）磁共振成像（MR）

MR 对尿路结石的诊断不敏感，结石在 MR 的 T_1、T_2 加权像上都表现为低信号。但磁共振尿路成像（MR urography，MRU）能够了解上尿路梗阻的形态（图 6-6），而且不需要造影剂即可获得与静脉尿路造影同样的效果，不受肾功能改变的影响。适合于对造影剂过敏者、肾功能受损者、未控制的甲亢患者及儿童和妊娠妇女等。

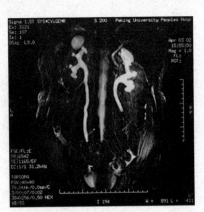

图 6-6　左肾结石

(八)放射性核素检查

肾图和肾动态显像可以评价肾功能,并不受肾功能异常的影响,在肾功能异常时可以进行该检查。肾动态显像可以了解肾脏血流灌注状况、测定分肾肾小球滤过率及判断是否存在尿路梗阻及梗阻性质等信息,因此对手术方案的选择及手术疗效的评价具有一定价值。此外,甲状旁腺^{99m}Tc-MIBI(^{99}锝-甲氧异丁基异腈)显像是甲状旁腺功能亢进的定位诊断的最佳检查方法。

八、实验室检查

通过实验室检查可以辅助结石的诊断、了解患者的肾功能、是否合并感染、是否合并代谢性疾病等。

(一)尿常规

尿常规可以提供多种信息,在肾结石诊断中具有非常重要的意义。全部结石患者都应行尿常规检测。肾结石患者在绞痛发生后和运动后常出现镜下血尿。尿 WBC 增多和亚硝酸盐阳性表明结石合并细菌感染。尿 pH 与某些结石有关,如尿酸和胱氨酸在酸性尿中容易产生,用碱化尿液的方法进行溶石治疗时需要监测尿 pH;感染性结石患者的尿液呈碱性;如晨尿 pH 过高超过 5.8,应怀疑远端肾小管酸中毒的可能。尿中出现各种成分的结晶有助于结石的诊断。

(二)尿培养及细菌敏感药物试验

尿 WBC 增多者,应行此项检查,以指导临床进行敏感抗生素的选择。

(三)血常规

肾绞痛时可伴血 WBC 短时轻度增高。结石合并感染或发热时,血 WBC 可明显增高。结石导致肾功能不全时,可有贫血表现。

(四)血生化检查

血清肌酐、尿素氮和肾小球滤过率反映总肾功能。肾功能不全时可出现高血钾或二氧化碳结合力降低。远端肾小管酸中毒时,可出现低钾血症和血氯增高。甲状旁腺功能亢进时骨溶解增加,可导致血碱性磷酸酶增高。

(五)尿液代谢因素的检测

24 小时尿的尿量、钙、磷、镁、钠、钾、氯、草酸、枸橼酸、磷酸、尿酸、尿素、胱氨酸等。标本最好留两次。标本中加入适量盐酸可以预防尿液储存过程中析出草酸钙和磷酸钙沉淀,避免维生素 C 氧化成草酸,并预防尿液中细菌生长而改变尿液某些成分。在酸化尿液中尿酸和胱氨酸发生沉淀,如需检测其中的尿酸和胱氨酸,则必须加碱使其尿酸盐沉淀溶解。添加了叠氮化钠的尿液可以进行尿酸盐分析;由于尿液存放一段时间后其 pH 可能发生改变,检测尿 pH 时需要收集新鲜晨尿。

(六)血液代谢因素的有关检查

包括血钙、磷、钾、氯、尿酸、清蛋白等。测定血钙可以发现甲状旁腺功能亢进或其他导致高钙血症的原因,测定清蛋白可以矫正结合钙对血钙浓度的影响。如血钙浓度≥2.60 mmoL/L,应怀疑甲状旁腺功能亢进的可能,可以重复测定血钙并测定甲状旁腺激素(parathyroid hormone,PTH)水平。尿酸结石患者血尿酸可能增高。肾小管酸中毒可以表现为低钾血症、高氯性酸中毒。

(七)尿酸化试验

早餐后服用氯化铵 0.1 g/kg 体重,饮水 150 mL,上午九点开始每小时收集尿液测定 pH 并饮水150 mL,共进行 5 次。如尿 pH≤5.4 则不存在肾小管酸中毒。

(八)结石成分分析

自发排出的结石、手术取石和体外碎石排出的结石应进行结石成分分析,以明确结石的性质,为溶石治疗和预防结石复发提供重要依据,还有助于缩小结石代谢异常的诊断范围。结石成分分析方法包括物理方法和化学方法两类。物理分析法比化学分析法精确,常用的物理分析法是 X 线晶体学和红外光谱法。红外光谱法既可分析各种有机成分和无机成分,又可分析晶体和非晶体成分,所需标本仅为 1 mg。化学分析法的主要缺点是所需标本量较多,而且分析结果不很精确,但该法简单价廉,可以基本满足临床需要。

九、肾结石的治疗原则

(1)肾结石治疗的总体原则:解除痛苦、解除梗阻、保护肾功能、有效去除结石、治疗病因、预防复发。

(2)保护肾功能是结石治疗的中心。

(3)具体的治疗方法需要个体化,根据患者的具体情况选择适宜的治疗方法。

影响肾结石治疗的因素多样,包括患者的具体病情和医疗条件两大类。其中患者的病情包括结石的位置、数目、大小、形态、可能的成分、发作的急缓、肾脏功能、是否合并肾积水、是否合并尿路畸形、是否合并尿路感染、可能的病因、患者的身体状况及既往治疗等情况,都影响结石治疗具体方法的选择。此外,医疗因素包括医师所掌握的治疗结石的技术和医院的医疗条件、仪器设备,也影响了结石的治疗方法的选择。

肾结石的治疗主要包括以下内容:严重梗阻的紧急处理、肾绞痛的处理、合理有效去除结石、病因治疗等方面。

十、严重梗阻的紧急处理

结石引起的梗阻,如果造成肾积脓、肾功能不全、无尿等严重情况,危及患者生命,需要紧急处理。

梗阻合并感染可造成肾积脓、高热、甚至感染中毒性休克。体外冲击波碎石后输尿管"石街"形成时,容易造成急性梗阻感染。患者具有明显的腰部疼痛,体征出现明显肾区叩痛、腰大肌压迫征阳性,血白细胞明显增高。如广谱抗生素不能控制感染,需要紧急行超声或 CT 引导下经皮肾穿刺造瘘,充分引流,同时根据血培养或脓液的细菌培养、药物敏感试验结果,选择敏感抗生素。此时留置输尿管导管或双猪尾管亦有一定效果,但由于脓液黏稠,引流可能不充分,甚至脓液堵塞管腔。如未能留置双猪尾管,或留置双猪尾管 3 天体温仍得不到有效控制,此时需行肾穿刺造瘘。如引流及时充分,感染通常可以得到控制。待病情稳定后,再处理结石。

孤立肾或双肾肾后性完全梗阻,可造成少尿、无尿、甚至肾功能不全及尿毒症。有时患者并无明显疼痛,以无尿、恶心呕吐等症状就诊,影像学检查发现肾积水,如患者无感染表现,可行留置输尿管双猪尾管引流,如逆行插管失败,行超声引导肾穿刺造瘘。如病变为双侧,通常急诊只需处理肾实质好的一侧即可。如为急性肾后性梗阻,影像学显示肾实质厚度正常,梗阻解除后肾功能可能恢复,不必行急诊血液透析,待肾功能恢复后再处理结石。如为慢性梗阻,影像学显示肾脏萎缩、肾实质结构紊乱,则肾功能是否能恢复及恢复的程度,需要持续引流观察,而且,在这种情况下,通常需要行双侧肾脏引流。如充分持续引流肾功能不恢复,则按照慢性肾功能不全处理。应当注意,在急性肾后性梗阻解除后,可出现多尿期,一般持续2~4天,尿量可能每天超过4 000 mL,需要注意维持水电解质平衡。

十一、肾绞痛的治疗

肾绞痛是泌尿外科的常见急症,需紧急处理。结石导致肾绞痛的原因通常为较小结石移动到肾盂输尿管连接部或进入输尿管所导致的上尿路急性梗阻。肾绞痛治疗前应与其他急腹症相鉴别。肾绞痛的主要治疗方法为药物镇痛、解痉。

肾绞痛急性发作期可以适当限制水的入量,利尿剂的应用和大量饮水可以加重肾绞痛的发作。

肾绞痛的镇痛药物的使用遵循三级镇痛原则。一级镇痛药物为非甾体类镇痛抗炎药物。常用药物有双氯芬酸钠(扶他林50 mg,口服)、布洛芬(芬必得0.3 g,口服)和吲哚美辛栓(消炎痛100 mg,肛塞)等,具有中等程度的镇痛作用。双氯芬酸钠还能够减轻输尿管水肿,双氯芬酸钠50 mg口服每天3次可明显减少肾绞痛的反复发作。但双氯芬酸钠会影响肾功能异常者的肾小球滤过率,但对肾功能正常者不会产生影响。二级药物为非吗啡类中枢镇痛剂,常用药物有曲马朵(50 mg,口服),该药无呼吸抑制作用,无便秘,耐受性和依赖性很低。三级镇痛药物为较强的阿片类受体激动剂,具有较强的镇痛和镇静作用,常用药物有布桂嗪(50~100 mg,肌内注射)、盐酸哌替啶(杜冷丁50 mg,肌内注射)、盐酸吗啡(5 mg,皮下或肌内注射)等。阿片类药物具有眩晕、恶心、便秘、呼吸抑制等不良反应,对于慢性肺通气功能障碍、支气管哮喘患者禁用。该类药物可加重肾绞痛患者的恶心呕吐,在治疗肾绞痛时避免单独使用阿片类药物,一般需要配合硫酸阿托品、氢溴酸山莨菪碱(654-2)等解痉类药物一起使用。

常用解痉药物如下。①M型胆碱受体阻滞剂:常用药物有硫酸阿托品(0.3~0.5 mg,皮下、肌肉或静脉注射)和氢溴酸山莨菪碱(654-2 10 mg,口服、肌内或静脉注射),可以松弛输尿管平滑肌、缓解痉挛。青光眼患者禁用该类药物。②黄体酮(20 mg,肌内注射):可以抑制平滑肌的收缩而缓解痉挛,对止痛和排石有一定的疗效,尤其适用于妊娠妇女肾绞痛者。③钙通道阻滞剂:硝苯地平

（10 mg，口服或舌下含化），对缓解肾绞痛有一定的作用。④α受体阻滞剂（坦索罗辛 0.2 mg 口服、多沙唑嗪 4 mg 口服等）：近期国内外的一些临床报道显示，α受体阻滞剂在缓解输尿管平滑肌痉挛，治疗肾绞痛中具有一定的效果。

此外，针灸也有一定解痉止痛效果，常用穴位有肾俞、京门、三阴交或阿是穴等。

如经上述治疗肾绞痛不缓解，则可进行留置输尿管引流或急诊体外碎石、输尿管镜手术取石等处理。

十二、排石治疗

去除肾结石的方法包括排石、溶石、体外冲击波碎石（extracorporeal shockwave lithotripsy，ESWL）、输尿管镜碎石、经皮肾镜取石（percutaneous nephrolithotomy，PCNL）、腹腔镜或开放手术取石等方法。由于各种微创方法的不断发展和推广，ESWL、输尿管镜碎石、PCNL 等技术的应用越来越普及，大多数肾结石可以通过上述微创方法得到有效治疗。传统的开放手术在肾结石的治疗中应用已逐步减少，但对那些需要同时解决解剖异常的结石患者，仍为一种有效治疗。具体采用何种方法治疗肾结石，主要取决于结石的大小、位置、数目、形态、成分。对于某位患者来说，应选择损伤相对更小、并发症发生率更低的治疗方式。此外，还要考虑肾脏功能、是否合并肾积水、是否合并尿路畸形、是否合并尿路感染、可能的病因、患者的身体状况及既往治疗等情况。

（一）排石

排石治疗的适应证：肾结石直径≤6 mm、未导致尿路梗阻或感染、疼痛症状可以得到有效控制。直径≤4 mm 的结石自然排石率为 80％，再辅以排石药物，可进一步提高排石率。直径≥7 mm的结石自然排石率很低。

排石治疗的措施：①每天饮水 3 000 mL 以上，保持 24 小时尿量 2 000 mL，且饮水量应24 小时内均匀分配。②服用上述非甾体类药物或 α 受体阻滞剂、钙通道阻滞剂。③服用利湿通淋的中药，主要药物为车前子，常用成药有排石颗粒、尿石通等；常用的方剂如八正散、三金排石汤和四逆散等。④辅助针灸疗法，常用穴位有肾俞、中脘、京门、三阴交和足三里等。

较小肾盏结石可长期滞留，无临床表现。应严密观察，定期复查。如果结石增大、或引起的严重症状、或造成肾积水或肾盏扩张、继发感染时，应行其他外科治疗。

(二)溶石

溶石治疗是通过化学的方法溶解结石或结石碎片,以达到完全清除结石的目的,是一种有效的辅助治疗方式,常作为体外冲击波碎石、经皮肾镜取石、输尿管镜碎石及开放手术取石后的辅助治疗。主要用于尿酸结石和胱氨酸结石的治疗。溶石手段包括口服药物、增加尿量、经肾造瘘管注入药物等。其他结石也可尝试溶石治疗。

1.尿酸结石

(1)碱化尿液:口服枸橼酸氢钾钠 6～10 mmoL,每天 3 次,使尿液 pH 达到 6.5～7.2。尿液 pH 过高可能导致感染性结石的发生。

(2)大量饮水,使 24 小时尿量超过 2 500 mL。

(3)口服别嘌醇 300 mg,每天 1 次,减少尿酸排出。

(4)减少产生尿酸的食品的摄入,如动物内脏等,每天蛋白质入量限制在 0.8 g/(kg·d)。

(5)经皮溶石可选用三羟甲基氨基甲烷(tris hydroxymethyl aminomethane, THAM)液。

2.胱氨酸结石

(1)碱化尿液:口服枸橼酸氢钾钠或 $NaHCO_3$,使尿液 pH 维持在 7.0 以上。

(2)大量饮水,使 24 小时尿量超过 3 000 mL,且饮水量在 24 小时内保持均匀分配。

(3)24 小时尿胱氨酸排出高于 3 mmoL 时,可应用硫普罗宁(α-巯基丙酰甘氨酸)或卡托普利。

(4)经皮溶石可选用 0.3 mol/L 或 0.6 mol/L 的三羟甲基氨基甲烷(tris hydroxymethyl aminomethane,THAM)液,以及乙酰半胱氨酸。

3.感染性结石

磷酸镁铵和碳酸磷灰石能被 10% 的肾溶石酸素(pH 3.5～4.0)及 Suby 液所溶解。具体的方法是在有效的抗生素治疗的同时,溶石液从一根肾造瘘管流入,从另一根肾造瘘管流出。溶石时间的长短取决于结石的负荷,完全性鹿角形结石往往需要比较长的时间才能被溶解。冲击波碎石后结石的表面积增加,增加了结石和溶石化学液的接触面积,有利于结石的溶解。该疗法的最大优点是不需麻醉即可实施,因此,也可作为某些高危病例或者不宜施行麻醉和手术的病例的治疗选择。口服药物溶石的方案:①短期或长期的抗生素治疗。②酸化尿液,口服氯化铵 1 g,每天 2～3 次,或者甲硫氨酸 500 mg,每天 2～4 次。③对于严重感染者，使用尿酶抑制剂，如乙酰羟肟酸或羟基脲。建议使用乙酰羟肟酸250 mg，每天 2 次，服用3～4 周。如果患者能耐受，则可将剂量增加到 250 mg，每天 3 次。

(三)有效去除结石

去除结石适应证包括结石直径≥7 mm、结石造成尿路梗阻、感染、肾功能损害等。去除结石的方法包括体外冲击波碎石 ESWL、输尿管镜碎石、经皮肾镜取石 PCNL、手术取石等。CUA 尿路结石诊疗指南对这些方法的选择提出了推荐性意见。下面分别对这些方法进行介绍。

1.体外冲击波碎石(extracorporeal shock wave lithotripsy,ESWL)

20 世纪 80 年代初体外冲击波碎石的出现，为肾结石的治疗带来了革命性变化。其原理是将液电、压电、超声或电磁波等能量，会聚到 1 个焦点上，打击结石，实现不开刀治疗肾结石。曾经 ESWL 几乎用于治疗全部肾结石，包括鹿角形肾结石。但随着经验积累，人们发现了 ESWL 的各种并发症，如肾被膜下血肿、肾破裂、肾萎缩、输尿管"石街"形成、肾积脓、大结石的治疗时间长等。多年来，随着临床经验的积累和碎石机技术的发展，对 ESWL 的适应证、治疗原则及并发症的认识有了新的改变。第 3 代碎石机与早期碎石机相比，碎石效率提高，更安全，费用降低，而且更灵巧，还实现了多功能化。现代体外碎石机可具备X 线定位和 B 超定位双重方式。由于 ESWL 具有创伤小、并发症少、可门诊进行等优点。

(1)ESWL 的适应证:直径≥7 mm 的肾结石。对于直径 7～20 mm 大小的各种成分的肾结石，并且不合并肾积水和感染者，ESWL 是一线治疗。对于直径>20 mm 的肾结石，ESWL 虽然也能够成功碎石，但存在治疗次数多时间长、排石问题多等缺点，采用 PCNL 能够更快更有效地碎石。ESWL 可与 PCNL 联合应用于较大肾结石。

(2)ESWL 的禁忌证:妊娠妇女、未纠正的出血性疾病、未控制的尿路感染、结石远端存在尿路梗阻、高危患者如心力衰竭和严重心律失常、严重肥胖或骨骼畸形、腹主动脉瘤或肾动脉瘤、泌尿系统活动性结核等。

(3)治疗过程和复查:现代碎石机都采用干式碎石方式，患者平卧在碎石机上碎石。对于痛觉敏感或精神紧张者，可给予静脉镇痛药物。儿童患者，可给予全身麻醉。碎石后患者可出现血尿。可给予排石药物进行辅助。应收集尿液中的结石，进行结石成分分析。患者停止排石 2～3 天复查 KUB，以观察碎石效果，严密观察是否形成输尿管"石街"。残余结石较大者，可再次行 ESWL。残余

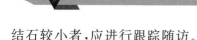

结石较小者,应进行跟踪随访。

(4)ESWL 治疗次数和治疗时间间隔:ESWL 治疗肾结石一般不超过 3～5 次(具体情况依据所使用的碎石机而定),如结石较大或硬度较大,应该选择经皮肾镜取石术。ESWL 治疗肾结石的间隔时间目前无确定的标准,公认不能短于 1 周。通过研究肾损伤后修复的时间,现认为两次 ESWL 治疗肾结石的间隔以 10～14 天为宜。

(5)影响 ESWL 效果的因素:碎石效率除了与碎石机的效率有关,还与结石的大小、数目、位置和硬度有关。

结石的大小:结石越大,需要再次治疗的可能性就越大。直径<20 mm 的肾结石应首选 ESWL 治疗;直径>20 mm 的结石和鹿角形结石可采用 PCNL 或联合应用 ESWL。若单用 ESWL 治疗,建议于 ESWL 前插入双 J 管,防止"石街"形成阻塞输尿管。

结石的位置:肾盂结石容易粉碎,肾中盏和肾上盏结石的疗效较下盏结石好。对于下盏漏斗部与肾盂之间的夹角为锐角、漏斗部长度较长和漏斗部较窄者,ESWL 后结石的清除不利。可结合头低脚高位进行体位排石。

结石的成分:磷酸铵镁和二水草酸钙结石容易粉碎,尿酸结石可配合溶石疗法进行 ESWL,一水草酸钙和胱氨酸结石较难粉碎。

解剖异常:马蹄肾、异位肾和移植肾结石等肾脏集合系统的畸形会影响结石碎片的排出,可以采取辅助的排石治疗措施。

ESWL 的效果还与操作医师的经验有关:由于通常碎石治疗需要持续30 分钟左右,患者可以发生体位的变化,所以在碎石过程中,操作者需要经常校正碎石机焦点以对准结石,并且根据监测的碎石效果,调整碎石机的能量输出和打击次数。ESWL 是一项非常专业的技术,需要经过培训的泌尿外科医师进行操作。

(6)ESWL 并发症:ESWL 可能出现肾绞痛、肾被膜下血肿、肾破裂、局部皮肤瘀斑、输尿管"石街"形成、肾积脓、败血症等。长期并发症有肾萎缩。

对于出现肾绞痛的患者,按前述药物治疗方法进行治疗。局部皮肤瘀斑可以自愈,一般不需处理。

如患者出现较剧烈的腰部胀痛,怀疑肾被膜下血肿、肾破裂时,行 CT 检查明确。确诊者,严密监测腰部症状、体征、血红蛋白和影像学,通常卧床休息 1～2 周,对症治疗好转。对于不能控制的出血,可行选择性肾动脉栓塞。

输尿管"石街"形成、肾积脓、败血症者,应紧急行肾穿刺造瘘,同时应用敏感抗生素,输尿管"石街"的处理见输尿管结石章节。为避免这几种并发症,重点在于预防。尽量不对直径>20 mm的肾结石行 ESWL 治疗,如需进行 ESWL,事先留置输尿管支架管。对于感染性结石,有发热历史、或尿 WBC 增高者,ESWL前预防性应用抗生素,并持续到碎石后至少 4 天。

2.经皮肾镜取石

经皮肾镜取石术(percutaneous nephrolithotomy,PCNL)于 20 世纪 80 年代中期开始在欧美一些国家开展。它是通过建立经皮肾操作通道,击碎并取出肾结石。由于可以迅速有效地去除肾结石,很快得到推广。但是,早期的 PCNL 由于并发症较多、碎石效率低,经历了数年的低谷。随着各种肾镜的改进、激光、超声气压弹道碎石技术的开发,PCNL 在 20 世纪 90 年代以来,得到了更广泛的应用。1997 年国外学界提出微创经皮肾镜取石术(minimally invasive percutaneous nephrolithotomy,MPCNL),以减少手术并发症与肾实质的损伤,但仅用于治疗直径<2 cm的肾结石、小儿肾结石或需建立第 2 个经皮肾通道的病例。我国学者从1992 年开始采用"经皮肾微造瘘、输尿管镜碎石取石术",随着手术技巧日趋熟练与腔镜设备的改进,1998 年提出有中国特点的微创经皮肾镜取石术(Chinese mPCNL),并逐步在全国推广应用,使经皮肾镜取石技术的适应证不断扩大,并应用于大部分 ESWL 和开放手术难以处理的上尿路结石。近年来大宗回顾性临床报道表明此方法较标准 PCNL 更易掌握和开展,成功率高,并发症较国外技术低。现在,经皮肾镜取石技术在肾结石的治疗中发挥着越来越重要的作用。

(1)PCNL 适应证:各种肾结石都可经 PCNL 治疗,对于直径>2 cm 的肾结石和>1.5 cm 的肾下盏结石是一线治疗(无论是否伴有肾积水)。还包括 ESWL难以击碎的直径<2 cm 的肾结石、肾结石合并肾积水者,胱氨酸结石,有症状的肾盏或憩室内结石,蹄铁形肾结石,移植肾合并结石,各种鹿角形肾结石等。

(2)禁忌证。①凝血异常者:未纠正的全身出血性疾病;服用阿司匹林、华法林等抗凝药物者,需停药 2 周,复查凝血功能正常才可以进行手术。②未控制的感染:合并肾积脓者,先行肾穿刺造瘘,待感染控制后,行Ⅱ期 PCNL。③身体状态差,严重心脏疾病和肺功能不全,无法承受手术者。④未控制的糖尿病和高血压者。⑤脊柱严重后凸或侧凸畸形、极度肥胖或不能耐受俯卧位者为相对禁忌证,可以采用仰卧、侧卧或仰卧斜位等体位进行手术。⑥盆腔异位肾:无安全穿刺区域。⑦左侧患肾被脾脏遮挡,或右侧患肾被肝脏遮挡,无安全穿刺区域。⑧肾后位结肠,无安全穿刺区域。⑨造影剂过敏者,考虑术中使用 X 线定位穿刺。⑩造影剂过敏且无法接受大出血者,可选择数字减影血管造影(DSA)下的

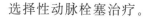

选择性动脉栓塞治疗。

（3）PCNL技术特点：PCNL技术的核心是建立并维持合理的经皮肾通道。合理的经皮肾通道的基本组成：皮肤-肾皮质-肾乳头-肾盏-肾盂。皮肤穿刺点多选在腋后线，经肾的背外侧少血管区域（Brodel线）进入肾实质，出血的风险较低。至于穿刺肾的上、中、下盏，要便于操作、能最大限度地取出肾结石。

PCNL分为Ⅰ期和Ⅱ期。Ⅰ期PCNL是建立通道后马上进行碎石，适用于各种肾结石；Ⅱ期PCNL是在建立通道5～7天后再行碎石，适用于合并感染、肾后性肾功能不全者需要引流者；Ⅰ期操作出血明显或残余结石者。Ⅰ期的优点是一次操作、患者痛苦小、住院时间短、费用低，结石是否合并肾积水都可进行；缺点是容易出血、视野不清，由于窦道未形成，操作鞘脱出后容易失败。Ⅱ期手术的优点是窦道已经形成，出血少、视野清晰；缺点是患者治疗时间长，对于不积水的肾结石不易建立通道，而且由非手术医师建立的皮肾通道可能不是最佳通道，不利于术者操作。

通道的大小可以F14～F30。一般将F14～F20称为微造瘘mPCNL，F22～F24称为标准通道，F26～F30称为大通道。大多数肾结石可以通过单个通道治疗，对于复杂肾结石可以建立两个或多个通道。

（4）术前准备。①影像学检查：术前需要进行必要的影像学检查，包括KUB/IVP加CT平扫，或KUB加CT增强。术前需要明确肾结石的数目、大小、分布，并对肾脏及周围器官的解剖进行仔细评估，以选择最佳穿刺通道，以避免并发症的发生。②控制感染：尿常规异常、与结石有关的发热者，需要控制感染。治疗前应根据尿培养药敏试验选择敏感的抗生素，即使尿培养阴性，手术当天也应选用广谱抗生素预防感染。③签署患者知情同意书：虽然PCNL是一种微创手术，但它仍然存在一定风险，手术前应将残余结石、出血、周围器官损伤、情况严重时需中转开放手术、甚至需要行肾切除等情况以书面的形式告知患者及其家属。

（5）Ⅰ期PCNL手术步骤如下。①麻醉：连续硬膜外麻醉，或蛛网膜下腔麻醉联合连续硬膜外麻醉，或全麻。②留置输尿管导管：膀胱镜下留置F5～F7输尿管导管，作用是向肾盂内注水造成人工"肾积水"，利于经皮肾穿刺，对于不积水的肾结石病例更有作用；注入造影剂使肾盂肾盏显影，指导X线引导穿刺针；指导肾盂输尿管的位置；碎石过程中防止结石碎块进入输尿管；碎石过程中，通过输尿管导管加压注水，利于碎石排出。③体位：多采用俯卧位，但俯卧位不便于施行全麻。也可采用侧卧位、斜侧卧位。④定位：建立经皮肾通道需要B超或

X线定位。X线的优点是直观；缺点是有放射性，而且不能观察穿刺是否损伤周围脏器。B超的优点是无辐射、可以实时监测穿刺避免周围脏器损伤、熟练掌握后穿刺成功快；术中还能明确残余结石位置，指导寻找结石，提高结石取净机会；缺点是不够直观，需要经过特殊培训才能掌握。⑤穿刺：穿刺点可选择在12肋下至10肋间腋后线到肩胛线之间的区域，穿刺经后组肾盏入路，方向指向肾盂。对于输尿管上段结石、肾多发性结石及合并输尿管肾盂的接合处UPJ狭窄需同时处理者，可首选经肾后组中盏入路，通常选11肋间腋后线和肩胛下线之间的区域作穿刺点。穿刺上、下组肾盏时，须注意可能会发生胸膜和肠管的损伤。穿刺成功后，有尿液溢出。将导丝经穿刺针送入肾盂。该导丝在PCNL中具有重要作用，在随后的操作中，必须保持导丝不脱出。撤穿刺针，记住穿刺针的方向和穿刺深度。⑥扩张：用扩张器沿导丝逐级扩张至所需要的管径。扩张器进入的方向要与穿刺针进入的方向一致。扩张器进入的深度不能超过穿刺针进入的深度。否则，进入过深容易造成肾盂壁的损伤，或穿透对侧肾盂壁，造成出血，而且无法用肾造瘘管压迫止血。扩张器可使用筋膜扩张器、Amplatz扩张器、高压球囊扩张器或金属扩张器扩张，具体使用哪种扩张器及扩张通道的大小，必须根据医师的经验及当时具备的器械条件决定。扩张成功后，将操作鞘置入肾盏。⑦腔内碎石与取石：较小结石可直接取出，较大结石可利用钬激光、气压弹道、超声、液电器械等击碎。碎石过程中需保持操作通道通畅，避免肾盂内压力增高，造成水中毒或菌血症。碎石可用冲洗和钳取方式取出。带吸引功能的超声气压弹道碎石器可在碎石同时吸出结石碎片，使肾内压降低，尤其适用于体积较大的感染性结石患者。根据情况决定是否放置双J管。手术结束时留置肾造瘘管可以压迫穿刺通道、引流肾集合系统、减少术后出血和尿外渗，有利于再次处理残石，而且不会增加患者疼痛的程度和延长住院的时间。有些医师尝试术后不留置造瘘管，对于初学者不适用。⑧术后处理：监测生命体征和引流液颜色，防治水中毒、感染等。术后1天复查KUB，如无残余结石，可于术后1～2天拔除肾造瘘管。如存在残余结石，根据情况进行Ⅱ期PCNL、或多通道PCNL、或联合ESWL、残余尿酸胱氨酸结石可通过造瘘管进行溶石治疗。

（6）常见并发症及其处理如下。①肾实质出血：是Ⅰ期经皮肾镜操作的常见并发症。通常为静脉性出血。术中肾实质出血常可通过操作鞘压迫控制，如术中出血严重，应停止手术，用气囊导管压迫控制，择期行Ⅱ期手术。术后出血可夹闭肾造瘘管，通常出血可得到控制。如出血较多，需要及时输血。动脉性出血较严重，如出血不能得到控制、血红蛋白进行性下降者，可行动脉造影检查，必要时行选择性肾动脉栓塞,若出血凶险难以控制,应及时改开放手术,以便探查止血,必要时切除患肾。②邻近脏器损伤:肋间穿刺可能损伤胸膜、肝、脾,利用超声引导穿刺可以避免。一旦发现患者出现胸痛、呼吸异常、怀疑气胸或液气胸,应立即停止手术,留置肾造瘘管并保持引流通畅,留置胸腔闭式引流。穿刺位点偏下或偏前,可能损伤肠管。重在预防和及时发现,并作出符合外科原则的处理。③集合系统穿孔:操作中器械移动幅度过大、碎石器械损可造成集合系统穿孔,如保持操作通道通畅,小的穿孔可不必处理。如穿孔造成出血、水吸收等应停止手术,放置输尿管支架管及肾造瘘管,充分引流。择期行Ⅱ期手术。④稀释性低钠血症:手术时间过长、高压灌注造成水吸收过多所致。停止手术,急查电解质,予高渗盐水、利尿、吸氧等治疗可缓解。⑤感染和肾周积脓:重在预防,术前控制尿路感染,肾积水明显者予充分引流。手术后保持输尿管导管、肾造瘘管通常非常重要,并予抗生素治疗。

(7)开展 PCNL 注意事项:PCNL 是一项技术要求很高的操作,需要术者具有相当的专业技术和经验,应在有条件的医院施行。开展 PCNL 前,应利用模拟器械、动物手术等进行模拟训练。开展手术早期宜选择简单病例,如单发肾盂结石合并中度以上肾积水,患者体形中等,无其他伴随疾病。复杂或体积过大的肾结石手术难度较大,应在经验丰富的医师指导下手术。合并肾功能不全者或肾积脓先行经皮肾穿刺造瘘引流,待肾功能改善及感染控制后再Ⅱ期取石。完全鹿角形肾结石可分期多次多通道取石,但手术次数不宜过多(一般单侧取石不超过 3 次),每次手术时间不宜过长,需视患者耐受程度而定。

3.逆行肾内输尿管软镜碎石术

输尿管软镜碎石术(retrograde intrarenal surgery,RIRS)最早出现在 20 世纪 80 年代后期,用来治疗 ESWL 后的残留结石。这些被 ESWL 击碎的结石通常零散停留在肾下盏,RIRS 可通过套石篮或抓钳取出下盏残留结石。后来,一些肾盏憩室结石(多数在上盏和中盏)患者在行 ESWL 失败后,也选择了 RIRS,并获得成功。随着镜体设计的小型化(7.5 F 替代 10.4 F),新碎石能源(钬激光)的发展,以及更适合于在肾内操作的取石工具(无尖端套石篮、输尿管送达鞘)的出现,使得 RIRS 成为越来越多肾结石患者的一种常规术式。

随着设备和技术的进步,输尿管软镜在治疗上尿路结石方面具有以下优势:①能在直视下粉末化结石;②能同时处理合并的上尿路梗阻;③在碎石的同时能取尽结石碎片;④能将肾下盏结石移至肾上盏,以利于碎石取石;⑤能用钬激光击碎任何成分的结石。关于输尿管软镜碎石术的具体内容可参考本书第五章第五节。

4.开放手术或腹腔镜手术取石

近年来,随着体外冲击波碎石和腔内泌尿外科技术的发展,特别是经皮肾镜和输尿管镜碎石取石术的广泛应用,开放性手术在肾结石治疗中的运用已经显著减少。在某些医院,肾结石病例中开放手术仅占 1%～5.4%。但是,开放性手术取石在某些情况下仍具有极其重要的临床应用价值。

(1)适应证:①ESWL、PCNL、URS 手术或治疗失败,或上述治疗方式出现并发症须开放手术处理。②骨骼系统异常不能摆 ESWL、PCNL、URS 体位者。③肾结石合并解剖异常者,如肾盂输尿管连接部狭窄、漏斗部狭窄、肾盏憩室等。这些解剖异常需要在取石同时进行处理。④异位肾、马蹄肾等不易行ESWL、PCNL、URS 等手术者。⑤同时需要开放手术治疗其他疾病。⑥无功能肾需行肾切除。⑦小儿巨大肾结石,开放手术简单,只需一次麻醉。

(2)手术方法包括肾盂切开取石术、肾盂肾实质联合切开取石术、无萎缩性肾实质切开取石术、无功能肾切除术和肾脏部分切除术、肾盂输尿管连接部成形术等。这些手术方式现在基本可以通过腹腔镜手术来完成。一般来说,腹腔镜手术比开放手术出血少、并发症少、住院时间短、恢复快,但手术时间较长。腹腔镜手术需要经过专门培训,还需要完善的设备支持。

(四)特殊情况的治疗

1.鹿角形肾结石

鹿角形肾结石是指充满肾盂和至少 1 个肾盏的结石。部分性鹿角状结石仅仅填充部分集合系统,而完全性鹿角状结石则填充整个肾集合系统。新发的鹿角形肾结石都应该积极地治疗,患者必须被告知积极治疗的益处与相关的风险。在大多数的情况下,PCNL 应作为首选的治疗手段;若肾解剖正常,体积小的鹿角形肾结石可考虑单用 ESWL 治疗,碎石前应先保证充分的引流;若结石无法通过合理次数的微创技术处理,可考虑采用开放手术。

鹿角形肾结石以单通道的经皮肾取石术有时无法清除所有结石,可以建立第 2、第 3 条微创经皮肾通道,进行多通道碎石取石术。多通道的建立时间,通常在第一通道变为成熟通道的基础上才可以进行,一般在Ⅰ期手术后 5～7 天。对于操作熟练者如手术顺利,可一期进行多通道穿刺。由于第 2、3 通道仅需扩张至 F14～F18,损伤和出血的危险较小,安全性较高。多通道形成后可加快取石的速度,提高对鹿角形肾结石的清除能力。

完全性鹿角形肾结石可分期多次取石,对巨大的结石可采用多通道取石,但手术的次数不宜过多(一般单侧取石≤3次),每次手术的时间不宜过长。必要时需视患者的耐受程度和医师的经验,联合应用 ESWL 辅助或 PCNL-ESWL-PCNL"三明治疗法"。

若无很好的条件和经验开展 PCNL,鹿角形结石可采用开放性手术治疗。可以选择的手术包括扩大的肾盂肾盏切开取石术、无萎缩性肾实质切开取石术、复杂的放射状肾实质切开术和低温下肾脏手术。

2.马蹄肾肾结石

马蹄肾肾结石可采用 PCNL,也可采用开放手术取石。马蹄肾的两肾下极多在脊柱前方融合成峡部,输尿管与肾盂高位连接,伴有肾旋转不良,各组肾盏朝向背侧。因肾脏位置较正常低,肾上极更靠后外侧,故穿刺时多从背部经肾上盏或中盏入路。由于输尿管上段在峡部前侧位跨越行走并与肾盂连接,UPJ 处成坡状,肾盏漏斗部狭长,造成术后残石很难自行排出,尤其是肾下盏结石,所以手术中应尽量清除所有结石,必要时进行多通道碎石取石术。如果 UPJ 的高位连接未造成明显的功能性梗阻,一般可不予处理。

马蹄肾结石如需行 ESWL,应根据肾在体表的投影,取俯卧位行 ESWL 治疗(即冲击波从前腹进入体内)。

3.孤立肾肾结石

孤立肾肾结石孤立肾患者由于代偿性肾增大,肾皮质厚,在 PCNL 手术中,穿刺、扩张时容易出血。可采用微造瘘 mPCNL,建立 F14～F18 皮肾通道,对肾皮质的损伤减少、出血的概率较低。另外,分两期手术较安全。手术的关键在于解除梗阻,改善肾功能,采用合理的通道大小和取石次数。对于难以取净的残石可术后结合 ESWL 治疗。每次治疗后必须监测肾功能的变化,治疗间隔的时间适当延长。

若无很好的条件和经验开展 PCNL,也可采用开放手术取石。

4.移植肾肾结石

移植肾为孤立功能肾,患者长期服用免疫抑制剂,抵抗力低下,合并肾结石时应采取创伤小、效果确切的治疗方法。推荐肾移植伴肾结石的患者采用 ESWL 和 PCNL 治疗。由于移植肾位于髂窝,位置表浅,经皮肾穿刺容易成功。

移植肾及输尿管均处于去神经状态,因此,可以在局麻+静脉镇痛下进行手术。一般来说,患者采用仰卧位。但是,如果合并输尿管狭窄,则采用截石位。

移植肾的输尿管膀胱吻合口多位于膀胱顶侧壁,输尿管逆行插管不易成功。术中可先 B 超定位,穿刺成功后注入造影剂,然后在 X 线定位下穿刺目标肾盏。

手术时间不宜过长,出血明显时应待Ⅱ期手术取石。

5.肾盏憩室结石

肾盏憩室结石可采用 PCNL 或逆行输尿管软镜来处理。后腹腔镜手术也可用于治疗肾盏憩室结石。通常不采用 ESWL 治疗,因为肾集合系统和憩室之间的连接部相对狭窄,即使碎石效果较好,结石仍有可能停留在原处而无法排出。

mPCNL 治疗时,术中经预置的导管逆行注入亚甲蓝帮助寻找狭小的漏斗部开口,取石后将狭窄部切开或扩张,并放置一根 F6 双 J 管,并留置 30 天。

腹侧的肾盏憩室可以经腹腔镜下切除,去除结石、缝合憩室口。

6.盆腔肾肾结石

对于肾脏位于盆腔的患者,推荐使用 ESWL 治疗。PCNL 的难度大,一般不宜采用,必要时可采取开放手术或腹腔镜手术。

7.髓质海绵肾结石

海绵肾表现为部分肾髓质集合管的囊状扩张,形成的结石一般位于肾乳头的近端,结石细小呈放射状分布。只要结石不引起梗阻,一般不需处理其肾结石。经皮肾取石术难以处理此类结石,而且极易损伤肾乳头,日后形成的瘢痕会造成集合管的梗阻。较大的结石或结石排至肾盂或肾盏引起梗阻时,可采用 ESWL、RIRS 或 PCNL 治疗。口服枸橼酸制剂及维生素 B_6、增加液体的摄入以抑制结石的生长。

8.小儿肾结石

小儿肾结石一般可用 ESWL 治疗,因小儿的代偿能力较强,排石能力较成人强,单纯碎石的指征较成人稍宽。若结石较大而梗阻不严重,应先置双 J 管后碎石;如碎石效果不佳或结石梗阻严重,则可采取微创经皮肾取石解决。一般情况下不宜双侧同时碎石或经皮取石。

9.过度肥胖的患者

对于过度肥胖的患者,患者皮肤至结石的距离过大,ESWL 定位困难,因而不易成功,推荐选用 PNL 或开放手术。标准经皮肾取石术使用的肾镜太短,不适合这类患者的手术操作,过去曾被认为是手术的禁忌证。但是,微创经皮肾取石术由于使用了长而纤细的内镜,只需在扩张通道时使用加长的工作鞘。

肥胖患者对俯卧位耐受差,易发生通气障碍,体位可采用患侧垫高 45°的斜仰卧位,患者相对更易耐受手术。必要时可采取气管插管全麻。

由于皮肾通道较长,留置的肾造瘘管术后容易脱出,可以放置 F14～F16 的末端开口的气囊导尿管,向外轻轻牵引后皮肤缝线固定。X 线透视下注入造影

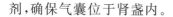

剂,确保气囊位于肾盏内。

(五)结石治疗的注意事项

1.双侧上尿路结石的处理原则

双侧上尿路同时存在结石约占结石患者的15%,传统的治疗方法一般是对两侧结石进行分期手术治疗,随着体外碎石、腔内碎石设备的更新与泌尿外科微创技术的进步,对于部分一般状况较好、结石清除相对容易的上尿路结石患者,可以同期微创手术治疗双侧上尿路结石。

双侧上尿路结石的治疗原则:①双侧输尿管结石,如果总肾功能正常或处于肾功能不全代偿期,血肌酐值$<178.0~\mu mol/L$,先处理梗阻严重一侧的结石;如果总肾功能较差,处于氮质血症或尿毒症期,先治疗肾功能较好一侧的结石,条件允许,可同时行对侧经皮肾穿刺造瘘,或同时处理双侧结石。②双侧输尿管结石的客观情况相似,先处理主观症状较重或技术上容易处理的一侧结石。③一侧输尿管结石,另一侧肾结石,先处理输尿管结石,处理过程中建议参考总肾功能、分肾功能与患者一般情况。④双侧肾结石,一般先治疗容易处理且安全的一侧,如果肾功能处于氮质血症或尿毒症期,梗阻严重,建议先行经皮肾穿刺造瘘,待肾功能与患者一般情况改善后再处理结石。⑤孤立肾上尿路结石或双侧上尿路结石致急性梗阻性无尿,只要患者情况许可,应及时外科处理,如不能耐受手术,应积极试行输尿管逆行插管或经皮肾穿刺造瘘术,待患者一般情况好转后再选择适当治疗方法。⑥对于肾功能处于尿毒症期,并有水、电解质和酸碱平衡紊乱的患者,建议先行血液透析,尽快纠正其内环境的紊乱,并同时行输尿管逆行插管或经皮肾穿刺造瘘术,引流肾脏,待病情稳定后再处理结石。

2.合并尿路感染的结石的处理原则

由于结石使尿液淤滞易并发感染,同时结石作为异物促进感染的发生,两者可相互促进,对肾功能造成严重破坏。在未去除结石之前,感染不易控制,严重者可并发菌血症或脓毒血症,甚至危及生命。

所有结石患者都必须进行菌尿检查,必要时行尿培养。当菌尿试验阳性,或者尿培养提示细菌生长,或者怀疑细菌感染时,在取石之前应该使用抗生素治疗,对于梗阻表现明显、集合系统有感染的结石患者,需进行置入输尿管支架管或经皮肾穿刺造瘘术等处理。

上尿路结石梗阻并发感染,尤其是急性炎症期的患者不宜碎石,否则易发生炎症扩散甚至出现脓毒血症,而此类患者单用抗生素治疗又难以奏效,此时亦不宜行输尿管镜取石。通过经皮肾微穿刺造瘘及时行梗阻以上尿路引流可减轻炎症,使感染易于控制,避免感染及梗阻造成肾功能的进一步损害。经皮肾微穿刺造瘘术的应用扩大了体外冲击波碎石及腔镜取石的适应证,可减少并发症,提高成功率,两者合并应用是上尿路结石梗阻伴感染的理想治疗方法。

结石并发尿路真菌感染是临床治疗的难点,常见于广谱抗生素使用时间过长。出现尿路真菌感染时,应积极应用敏感的抗真菌药物。但是,全身应用抗真菌药物毒副作用大,可能加重肾功能的损害,采用局部灌注抗真菌药治疗上尿路结石并发真菌感染是控制真菌感染的好方法。

3.残石碎片的处理

残石碎片常见于 ESWL 术后,也可见于 PCNL、URS 术及复杂性肾结石开放取石术后,最多见于下组肾盏。结石不论大小,经 ESWL 治疗后都有可能形成残石碎片。结石残余物的直径不超过 4 mm,定义为残余碎片,直径≥5 mm的结石则称为残余结石。

残石碎片可导致血尿、疼痛、感染、输尿管梗阻及肾积水等并发症的发生。无症状的肾脏残余结石增加了结石复发的风险,残石可以为新结石的形成提供核心。感染性结石的患者在进行治疗后,如伴有结石残留,则结石复发的可能性更大。对于无症状、石块不能自行排出的患者,应该依据结石情况进行相应的处理。有症状的患者,应积极解除结石梗阻,妥善处理可能出现的问题;同时应采取必要的治疗措施以消除症状。有残余碎片或残余结石的应定期复查以确定其致病因素,并进行适当预防。

关于"无临床意义的残石碎片"的定义存在很多争论。对伴有残余结石碎片的患者,长期随访研究表明:随着时间延长,残片逐渐增大,结石复发率增加,部分患者需重复进行取石治疗。

对下组肾盏存在结石或碎片且功能丧失的患者,下极肾部分切除术可以作为治疗选择之一。对于上、中组肾盏的结石,可采用输尿管软镜直接碎石。经皮化学溶石主要适用于含有磷酸镁铵、碳酸盐、尿酸及胱氨酸和磷酸氢钙的结石。

对于残余结石直径>20 mm 的患者,可采用 ESWL 或 PCNL 治疗,在行ESWL 前,推荐置入双 J 管,可以减少结石在输尿管的堆积,避免出现"石街"。

4."石街"的治疗

"石街"为大量碎石在输尿管与男性尿道内堆积没有及时排出,堆积形成"石街",阻碍尿液排出,以输尿管"石街"为多见。

输尿管"石街"形成的原因:①一次粉碎结石过多。②结石未能粉碎为很小的碎片。③两次碎石间隔时间太短。④输尿管有炎症、息肉、狭窄和结石等梗阻。⑤碎石后患者过早大量活动。⑥ESWL 引起肾功能损害,排出碎石块的动力减弱。⑦ESWL 术后综合治疗关注不够。如果"石街"形成 2 周后不及时处理,肾功能恢复将会受到影响;如果"石街"完全堵塞输尿管,6 周后肾功能将会完全丧失。

在对较大的肾结石进行 ESWL 之前常规放置双 J 管,"石街"的发生率大为降低。无感染的"石街"可继续用 ESWL 治疗,重点打击"石街"的远侧较大的碎石。对于有感染迹象的患者,给予抗生素治疗,并尽早予以充分引流,常采用经皮肾穿刺造瘘术,通常不宜放置输尿管支架管。待感染控制后,行输尿管镜手术,可联合 PCNL。

5.妊娠合并结石的治疗

妊娠合并尿路结石较少见,发病率<0.1%,其中,妊娠中、晚期合并泌尿系统结石较妊娠早期者多见。妊娠合并结石的临床表现主要有腰腹部疼痛、恶心呕吐、膀胱刺激征、肉眼血尿和发热等,与非妊娠期症状相似,且多以肾绞痛就诊。

鉴于 X 线对胎儿的致畸等影响,妊娠合并结石患者禁用放射线检查包括CT。MRI 检查对肾衰竭患者及胎儿是安全的,特别是结石引起的肾积水,采用磁共振泌尿系统尿路成像(MRU)能清楚地显示扩张的集合系统,能明确显示梗阻部位。B 超对结石的诊断准确率高且对胎儿无损害,可反复应用,为首选的方法。通过 B 超和尿常规检查结合临床表现诊断泌尿系统结石并不困难。

妊娠合并结石首选保守治疗,禁止行 ESWL(无论是否为 B 超定位)。应根据结石的大小、梗阻的部位、是否存在着感染、有无肾实质损害及临床症状来确定治疗方法。原则上对于结石较小、没有引起严重肾功能损害者,采用综合排石治疗,包括多饮水、适当增加活动量、输液利尿、解痉、止痛和抗感染等措施促进排石。

对于妊娠的结石患者,保持尿流通畅是治疗的主要目的。通过局麻下经皮肾穿刺造瘘术、置入双 J 管或输尿管支架等方法引流尿液,可协助结石排出或为以后治疗结石争取时间。妊娠期间麻醉和手术的危险很难评估,妊娠前 3 个月(早期)全麻会导致畸胎的概率增加,但是,一般认为这种机会很小。提倡局麻下留置输尿管支架,建议每 2 个月更换 1 次支架管以防结石形成被覆于支架管。肾积水并感染积液者,妊娠 22 周前在局麻及 B 超引导下进行经皮肾造瘘术为最佳选择,引流的同时尚可进行细菌培养以指导治疗。与留置输尿管支架管一样,经皮肾穿刺造瘘也可避免在妊娠期进行对妊娠影响较大的碎石和取石治疗。

十三、尿路结石的预防

(一)含钙尿路结石的预防

由于目前对各种预防含钙结石复发的治疗措施仍然存在着一定的争议,而且,患者往往需要长期甚至终身接受治疗,因此,充分地认识各种预防措施的利弊是最重要的。对于任何一种预防性措施来说,不仅需要其临床效果确切,同时,还要求它简单易行,而且没有不良反应。否则,患者将难以遵从治疗。

含钙尿路结石患者的预防措施应该从改变生活习惯和调整饮食结构开始,保持合适的体重指数、适当的体力活动、保持营养平衡和增加富含枸橼酸的水果摄入是预防结石复发的重要措施。只有在改变生活习惯和调整饮食结构无效时,再考虑采用药物治疗。

1.增加液体的摄入

增加液体的摄入能增加尿量,从而降低尿路结石成分的过饱和状态,预防结石的复发。推荐每天的液体摄入量在 4 L 以上,使每天的尿量保持在 2.0~2.5 L 以上。建议尿石症患者在家中自行测量尿的比重,使尿的比重低于 1.010 为宜,以达到并维持可靠的尿液稀释度。

关于饮水的种类,一般认为以草酸含量少的非奶制品液体为宜。饮用硬水是否会增加含钙结石的形成,目前仍然存在不同的看法。应避免过多饮用咖啡因、红茶、葡萄汁、苹果汁和可口可乐。推荐多喝橙汁、柠檬水。

2.饮食调节

维持饮食营养的综合平衡,强调避免其中某一种营养成分的过度摄入。

(1)饮食钙的含量:饮食钙的含量低于 20 mmoL/d(800 mg/d)就会引起体内的负钙平衡。低钙饮食虽然能够降低尿钙的排泄,但是可能会导致骨质疏松和增加尿液草酸的排泄。摄入正常钙质含量的饮食、限制动物蛋白和钠盐的摄入比传统的低钙饮食具有更好的预防结石复发的作用。正常范围或者适当程度的高钙饮食对于预防尿路含钙结石的复发具有临床治疗的价值。但是,饮食含钙以外的补钙对于结石的预防可能不利,因为不加控制的高钙饮食会增加尿液的过饱和水平。通过药物补钙来预防含钙结石的复发仅适用于肠源性高草酸尿症,口服 200~400 mg 枸橼酸钙在抑制尿液草酸排泄的同时,可以增加尿液枸橼酸的排泄。推荐多食用乳制品(牛奶、干酪、酸乳酪等)、豆腐等食品。成人每天钙的摄入量应为20~25 mmoL(800~1 000 mg)。推荐吸收性高钙尿症患者摄入低钙饮食,不推荐其他患者摄入限钙饮食。

(2)限制饮食中草酸的摄入:虽然仅有 10%～15% 的尿液草酸来源于饮食,但是,大量摄入富含草酸的食物后,尿液中的草酸排泄量会明显地增加。草酸钙结石患者尤其是高草酸尿症的患者应该避免摄入诸如甘蓝、杏仁、花生、甜菜、欧芹、菠菜、大黄、红茶和可可粉等富含草酸的食物。其中,菠菜中草酸的含量是最高的,草酸钙结石患者更应该注意忌食菠菜。低钙饮食会促进肠道对草酸盐的吸收,增加尿液草酸盐的排泄。补钙对于减少肠道草酸盐的吸收是有利的,但仅适用于肠源性高草酸尿症患者。

(3)限制钠盐的摄入:高钠饮食会增加尿钙的排泄,每天钠的摄入量应少于 2 g。

(4)限制蛋白质的过量摄入:低碳水化合物和高动物蛋白饮食与含钙结石的形成有关。高蛋白质饮食引起尿钙和尿草酸盐排泄增多的同时,使尿的枸橼酸排泄减少,并降低尿的 pH,是诱发尿路含钙结石形成的重要危险因素之一。推荐摄入营养平衡的饮食,保持早、中、晚 3 餐营养的均衡性非常重要。避免过量摄入动物蛋白质,每天的动物蛋白质的摄入量应该限制在 150 g 以内。其中,复发性结石患者每天的蛋白质摄入量不应该超过 80 g。

(5)减轻体重:研究表明,超重是尿路结石形成的至关重要的因素之一。建议尿路结石患者维持适度的体重指数(bodymass index,BMI)。

(6)增加水果和蔬菜的摄入:饮食中水果和蔬菜的摄入可以稀释尿液中的成石危险因子,但并不影响尿钾和尿枸橼酸的浓度。因此,增加水果和蔬菜的摄入可以预防低枸橼酸尿症患者的结石复发。

(7)增加粗粮及纤维素饮食:米麸可以减少尿钙的排泄,降低尿路结石的复发率,但要避免诸如麦麸等富含草酸的纤维素食物。

(8)减少维生素 C 的摄入:维生素 C 经过自然转化后能够生成草酸。服用维生素 C 后尿草酸的排泄会显著增加,形成草酸钙结晶的危险程度也相应增加。尽管目前还没有资料表明大剂量的维生素 C 摄入与草酸钙结石的复发有关,建议复发性草酸钙结石患者避免摄入大剂量的维生素 C。推荐他们每天维生素 C 的摄入不要超过 1.0 g。

(9)限制高嘌呤饮食:伴高尿酸尿症的草酸钙结石患者应避免高嘌呤饮食,推荐每天食物中嘌呤的摄入量少于 500 mg。富含嘌呤的食物:动物的内脏(肝脏及肾脏)、家禽皮、带皮的鲱鱼、沙丁鱼、凤尾鱼等。

3.药物预防性治疗

用于含钙结石预防性治疗的药物虽然种类很多,但是,目前疗效较为肯定的只有碱性枸橼酸盐、噻嗪类利尿剂和别嘌醇。

(1)噻嗪类利尿药:如苯氟噻、三氯噻嗪、氢氯噻嗪和吲达帕胺等,可以降低尿钙正常患者的尿钙水平,降低尿液草酸盐的排泄水平,抑制钙的肠道吸收。另外,噻嗪类药物可以抑制骨质吸收,增加骨细胞的更新,防止伴高钙尿症结石患者发生骨质疏松现象。因此,噻嗪类利尿药的主要作用是减轻高钙尿症,适用于伴高钙尿症的含钙结石患者。常用剂量为氢氯噻嗪 25 mg,或者三氯噻嗪 4 mg/d。

噻嗪类利尿药的主要不良反应是低钾血症和低枸橼酸尿症,与枸橼酸钾一起应用可以减轻不良反应,并且可以增强预防结石复发的作用。部分患者长期应用后可能会出现低血压、疲倦和勃起障碍,应该注意用药后发生低镁血症和低镁尿症的可能性。

(2)正磷酸盐:能够降低 $1,25(OH)_2-D_3$ 的合成,主要作用是减少钙的排泄并增加磷酸盐及尿枸橼酸的排泄,可以抑制结石的形成。其中,中性正磷酸盐的效果比酸性正磷酸盐好。

正磷酸盐主要应用于伴有高钙尿症的尿路含钙结石患者,但是,目前还缺乏足够的证据来证明其治疗的有效性。因此,临床上可选择性地应用于某些尿路结石患者,不作为预防性治疗的首选药物。

(3)磷酸纤维素:和磷酸纤维钠可以通过与钙结合形成复合物而抑制肠道对钙的吸收,从而降低尿钙的排泄。主要适用于伴吸收性高钙尿症的结石患者,但临床效果还不肯定。由于用药后可能会出现高草酸尿症和低镁尿症,因此目前不推荐将磷酸纤维素用于预防结石复发的治疗。

(4)碱性枸橼酸盐:能够增加尿枸橼酸的排泄,降低尿液草酸钙、磷酸钙和尿酸盐的过饱和度,提高对结晶聚集和生长的抑制能力,能有效地减少含钙结石的复发。

临床上用于预防含钙结石复发的碱性枸橼酸盐种类包括枸橼酸氢钾钠、枸橼酸钾、枸橼酸钠、枸橼酸钾钠和枸橼酸钾镁等制剂。枸橼酸钾和枸橼酸钠都具有良好的治疗效果,但是,钠盐能够促进尿钙排泄,单纯应用枸橼酸钠盐时,降低尿钙的作用会有所减弱。临床研究也表明枸橼酸钾盐的碱化尿液效果比钠盐好,而且,钾离子不会增加尿钙的排泄。因此,枸橼酸钾预防结石复发的作用比枸橼酸钠强。枸橼酸氢钾钠(友来特)具有便于服用、口感较好等优点,患者依从性较高。

尽管碱性枸橼酸盐最适用于伴低枸橼酸尿症的结石患者,但是,目前认为其适应证可能可以扩大至所有类型的含钙结石患者。常用剂量为枸橼酸氢钾钠（友来特）1～2 g，每天 3 次，枸橼酸钾 1～2 g 或者枸橼酸钾钠 3 g，每天 2～3 次。

碱性枸橼酸盐的主要不良反应是腹泻，患者服用后依从性较差。

（5）别嘌醇：可以减少尿酸盐的产生，降低血清尿酸盐的浓度，减少尿液尿酸盐的排泄。此外，别嘌醇还可以减少尿液草酸盐的排泄。

推荐别嘌醇用于预防尿酸结石和伴高尿酸尿症的草酸钙结石患者，用法为 100 mg，每天3 次，或者 300 mg，每天 1 次。

（6）镁剂：镁通过与草酸盐结合而降低草酸钙的过饱和度，从而抑制含钙尿路结石的形成。补充镁剂在促进尿镁增加的同时，可以增加尿枸橼酸的含量，并提高尿的 pH。因此，镁剂能有效地降低草酸钙结石的复发。适用于伴有低镁尿症或不伴有低镁尿症的草酸钙结石患者。由于含钙结石患者伴低镁尿症者并不多（<4%），因此，除枸橼酸盐以外，目前不推荐将其他的镁盐单独用于预防含钙尿路结石复发的治疗。

（7）葡胺聚糖：可以抑制草酸钙结石的生长，适用于复发性草酸钙结石的治疗，但目前还缺乏关于合成的或半合成的葡胺聚糖应用于预防含钙尿路结石复发的依据。

（8）维生素 B_6：是体内草酸代谢过程中的辅酶之一，体内维生素缺乏可以引起草酸的排泄增高。大剂量的维生素 B_6（300～500 mg/d）对于原发性高草酸尿症患者有治疗作用。维生素 B_6 主要用于轻度高草酸尿症和原发性高草酸尿症的患者。

（9）中草药：目前认为对含钙结石具有一定预防作用的中草药包括泽泻、胖大海、金钱草、玉米须及芭蕉芯等。但是，尚缺乏临床疗效观察的报道。

（二）感染结石的预防

推荐低钙、低磷饮食。氢氧化铝或碳酸铝凝胶可与小肠内的磷离子结合形成不溶的磷酸铝，从而降低肠道对磷的吸收和尿磷的排泄量。对于由尿素酶细菌感染导致的磷酸铵镁和碳酸磷灰石结石，应尽可能用手术方法清除结石。

推荐根据药物敏感试验使用抗生素治疗感染。强调抗感染治疗需要足够的用药疗程。在抗生素疗法的起始阶段，抗生素的剂量相对较大（治疗量），通过 1～2 周的治疗，使尿液达到无菌状态，之后可将药物剂量减半（维持量）并维持 3 个月。要注意每月作细菌培养，如又发现细菌或患者有尿路感染症状，将药物恢复至治疗量以更好地控制感染。

酸化尿液能够提高磷酸盐的溶解度，可以用氯化铵 1 g，2～3 次/天或蛋氨酸 500 mg,2～3 次/天。严重感染的患者,应该使用尿酶抑制剂。推荐使用乙酰羟肟酸和羟基脲等,建议乙酰羟肟酸的首剂为250 mg,每天 2 次持续 4 周,如果患者能耐受,可将剂量增加 250 mg,每天 3 次。

<h1 style="text-align:center">第二节　输尿管结石</h1>

输尿管结石是泌尿系统结石中的常见疾病,发病年龄多为 20～40 岁,男性略高于女性。其发病率约占上尿路结石的 65％。其中 90％以上是继发性结石,即结石在肾内形成后降入输尿管。原发于输尿管的结石较少见,通常合并输尿管梗阻、憩室等其他病变。所以输尿管结石的病因与肾结石基本相同。从形态上看,由于输尿管的塑形作用,结石进入输尿管后常形成圆柱形或枣核形,亦可由于较多结石排入,形成结石串俗称"石街"。

解剖学上输尿管的 3 个狭窄部将其分为上、中、下 3 段:①肾盂输尿管连接部。②输尿管与髂血管交叉处。③输尿管的膀胱壁内段,此 3 处狭窄部常为结石停留的部位。除此之外,输尿管与男性输精管或女性子宫阔韧带底部交叉处及输尿管与膀胱外侧缘交界处管径较狭窄,也容易造成结石停留或嵌顿。过去的观点认为,下段输尿管结石的发病率最高,上段次之,中段最少。但最新的临床研究发现,结石最易停留或嵌顿的部位是输尿管的上段,约占全部输尿管结石的 58％,其中又以第 3 腰椎水平最多见;而下段输尿管结石仅占 33％。在肾盂及肾盂输尿管连接部起搏细胞的影响下,输尿管有节奏的蠕动,推动尿流注入膀胱。因此,在结石下端无梗阻的情况下,直径≤0.4 cm 的结石约有 90％可自行降至膀胱随尿流排出,其他情况则多需要进行医疗干预。

一、症状

(一)疼痛

1.中、上段输尿管结石

当结石停留在 1 个特定区域而无移动时,常引起输尿管完全或不完全性的梗阻,尿液排出延迟引起肾脏积水,可出现腰部胀痛、压痛及叩痛。随着肾脏"安全阀"开放引起尿液静脉、淋巴管或肾周反流,肾内压力降低,疼痛可减轻,甚至完全消失。而当结石随输尿管蠕动和尿流影响,发生移动时,则表现为典型的输尿管绞痛。上段输尿管结石一般表现为腰区或胁腹部突发锐利的疼痛,并可放射到相应的皮肤区及脊神经支配区,如可向同侧下腹部、阴囊或大阴唇放射。值得注意的是,腰背部皮肤的带状疱疹经常以单侧腰胁部的疼痛出现,在疱疹出现前几乎无法确诊,因此常与肾脏或输尿管上段的结石相混淆,需要仔细询问病史以排除可能性。中段的输尿管结石表现为中、下腹部的剧烈疼痛。这种患者常以急腹症就诊,因此常需与腹部其他急症相鉴别。例如,右侧需考虑急性阑尾炎,胃十二指肠溃疡穿孔;左侧需考虑急性肠憩室炎、肠梗阻、肠扭转等疾病。在女性还需要注意排除异位妊娠导致输卵管破裂、卵巢扭转、卵巢破裂等疾病,以免造成误诊。

2.下段输尿管结石

下段输尿管结石引起疼痛位于下腹部,并向同侧腹股沟放射。当结石位于输尿管膀胱连接处时,由于膀胱三角区的部分层次由双侧输尿管融合延续而来,因此可表现为耻骨上区的绞痛,伴有尿频、尿急、尿痛等膀胱刺激征,排尿困难。在男性还可放射至阴茎头。牵涉痛产生于髂腹股沟神经和生殖股神经的生殖支神经。因此在排除尿路感染等疾病后,男性患者需要与睾丸扭转或睾丸炎相鉴别。在女性则需要与卵巢疾病相鉴别。

(二)血尿

约 90% 的患者可出现血尿,而其中 10% 为肉眼血尿,还有一部分患者由于输尿管完全梗阻而无血尿。输尿管结石产生血尿的原因为:结石进入输尿管引起输尿管黏膜受损出血或引起感染。因此一般认为,先出现输尿管绞痛而后出现血尿的患者应首先考虑输尿管结石;而当先出现大量肉眼血尿,排出条索状或蚯蚓状血块,再表现为输尿管绞痛的患者则可能是由于梗阻上端来源的大量血液排入输尿管后未及时排出,凝固形成血块引起绞痛,因此需要首先排除肾脏出血性疾病,例如肾盂恶性肿瘤或者肾小球肾炎等肾脏内科疾病。

(三)感染与发热

输尿管结石可引起梗阻导致继发感染引起发热,其热型以弛张热、间歇热或不规则发热为主。严重时还可引起中毒性休克症状,出现心动过速、低血压、意识障碍等症状。产脲酶的细菌感染(如变形杆菌、铜绿假单胞菌、枯草杆菌、产气肠杆菌等)还可形成感染性结石进一步加重梗阻。尽管抗生素治疗有时可以控制症状,但许多情况下,在解除梗阻以前,患者的发热不能得到有效的改善。

（四）恶心、呕吐

输尿管与胃肠有共同的神经支配，因此输尿管结石引起的绞痛常引起剧烈的胃肠症状，表现出恶心、呕吐等症状。这一方面为其诊断提供了重要的线索，但更多情况下往往易与胃肠或胆囊疾病相混淆，造成误诊。当与血尿等症状同时出现时，有助于鉴别。

（五）排石

部分患者以排尿过程中发现结石为主诉就诊，其中有部分患者已确诊患有结石，行碎石治疗后，结石排出；还有部分患者既往无结石病史。排石的表现不一，从肉眼可见的结石颗粒到浑浊的尿液，常与治疗方式及结石的成分有关。

（六）其他

肾脏移植术后输尿管结石的患者，由于移植物在手术过程中神经、组织受到损伤，发生结石后一般无明显症状，多在移植术后随访过程中通过超声波探查发现。妊娠后子宫增大，压迫输尿管，导致尿液排出受阻可并发结石，其发病率 $<0.1\%$ ，其中又以妊娠中、晚期合并泌尿系统结石较多见。临床表现主要有腰腹部疼痛、恶心呕吐、膀胱刺激征、肉眼血尿和发热等，与非妊娠期症状相似，且多以急腹症就诊，但需要与妇产科急症相鉴别。尽管输尿管结石的患者多由于上述主诉而就医，但不可忽视少数患者可无任何临床症状，仅在体检或者治疗结石后随访中发现输尿管结石。

二、体征

输尿管绞痛的患者，表情痛苦，卧位、辗转反复变换体位。输尿管上段结石常可表现为肾区、胁腹部的压痛和叩击痛。输尿管走行区域可有深压痛，但除非伴有尿液外渗，否则无腹膜刺激征，可与腹膜腔内的脏器穿孔、感染相鉴别。有时经直肠指诊可触及输尿管末端的结石，是较方便的鉴别手段。

三、输尿管结石的诊断

与肾结石一样，完整的输尿管结石诊断应包括：①结石自身的诊断，包括结石部位、体积、数目、形状、成分等。②结石并发症的诊断，包括感染、梗阻的程度、肾功能损害等。③结石病因的评价。对通过病史、症状和体检后发现，具有泌尿系统结石或者排石病史，出现肉眼或镜下血尿和/或运动后输尿管绞痛的患者，应进入下述诊断过程。

（一）实验室检查

1.尿液检查

尿液常规检查可见镜下血尿，运动后血尿加重具有一定意义。伴感染时有脓尿。结晶尿多在肾绞痛时出现。尿液 pH 可为分析结石成分提供初步依据。尿液培养可指导尿路感染抗生素的使用。

2.血液常规检查

剧烈的输尿管绞痛可导致交感神经高度兴奋，机体发生应激反应，出现血白细胞升高；当其升到$13×10^9$/L以上则提示存在尿路感染。血电解质、尿素和肌酐水平是评价总肾功能的重要指标，当由于输尿管梗阻导致肾脏积水、肾功能损害时，常需要结合上述指标指导制订诊疗方案。

（二）影像学检查

影像学检查是确诊结石的主要方法。目的在于明确结石的位置、数目、大小、可能的成分、可能的原因、肾功能、是否合并肾积水、是否合并感染、是否合并尿路畸形、既往治疗情况等。所有具有泌尿系统结石临床症状的患者都应该行影像学检查，其结果对于结石的进一步检查和治疗具有重要的参考价值。

1.B 超

超声波检查是一种简便、无创伤的检查，是使用最广泛的输尿管结石的筛查手段。它可以发现 2 mm 以上非 X 线透光结石即通常所称"阳性"结石及 X 线透光结石即"阴性"结石。超声波检查还可以了解结石以上尿路的扩张程度，间接了解肾皮质、实质厚度和集合系统的情况。超声检查能同时观察膀胱和前列腺，寻找结石形成的诱因和并发症。但输尿管壁薄，缺乏 1 个良好的"声窗"衬托结石的背景，因此输尿管结石检出率低于肾结石。不过一旦输尿管结石引起上尿路积水，则可沿积水扩张的输尿管下行，扫查到输尿管上段的结石或提示梗阻的部位。由于受肠道及内容物的影响，超声波检查诊断输尿管中段结石较困难。而采用充盈尿液的膀胱作为"声窗"，则能发现输尿管末端的结石。此外，经直肠超声波检查（TRUS）也能发现输尿管末端的结石。尽管超声波检查存在一定的缺陷，但其仍是泌尿系统结石的常规检查方法，尤其是在肾绞痛时可作为首选方法。

2.尿路平片（KUB平片）

尿路平片可以发现 90% 左右非 X 线透光结石，能够大致地确定结石的位置、形态、大小和数量，并且通过结石影的明暗初步提示结石的化学性质。因此，可以作为结石检查的常规方法。在尿路平片上,不同成分的结石显影程度依次为草酸钙、磷酸钙和磷酸铵镁、胱氨酸、含尿酸盐结石。单纯性尿酸结石和黄嘌呤结石能够透过 X 线,胱氨酸结石的密度低,后者在尿路平片上的显影比较淡。最近还有研究者采用双重 X 线吸光度法检测结石矿物质含量(stone mineral content,SMC)和密度(stone mineral density,SMD)。并在依据两者数值评估结石脆性的基础上,为碎石方法的选择提供重要依据。他们认为当结石 SMC >1.27 gm时,应采用 PCNL 或 URSL 等方法,而不宜选择 ESWL。

与肾或膀胱结石相比,输尿管结石一般体积较小,同时输尿管的走形区域有脊椎横突及骨盆组织重叠,因此即使质量优良的 KUB 平片,尽管沿输尿管走行区域仔细寻找可能增加结石检出的概率,但仍有约 50% 急诊拍片的结石患者无法明确诊断。腹部侧位片有助于胆囊结石与输尿管结石的鉴别,前者结石影多位于脊柱的前侧;后者多位于脊柱的前缘之后。钙化的淋巴结、静脉石、骨岛等也可能被误认为结石,需仔细鉴别。可插入输尿管导管拍摄双曝光平片,如钙化影移动的距离和导管完全一致,则表明阴影在导管的同一平面。另外,由于输尿管的走行不完全位于 1 个冠状平面,因此 KUB 片上结石影存在不同的放大倍数,输尿管中段放大率最大,下段最小。因此,中段结石下移,结石影会缩小,此时不应认为结石溶解。

3.静脉尿路造影(IVU)

静脉尿路造影应该在尿路平片的基础上进行,其价值在于了解尿路的解剖,发现有无尿路的发育异常,如输尿管狭窄、输尿管瓣膜、输尿管膨出等。确定结石在尿路的位置,发现尿路平片上不能显示的X线透光结石,鉴别 KUB 平片上可疑的钙化灶。此外,还可以初步了解分侧肾脏的功能,确定肾积水程度。在一侧肾脏功能严重受损或者使用普通剂量造影剂而肾脏不显影的情况下,采用加大造影剂剂量或者延迟拍片的方法往往可以达到肾脏显影的目的。在肾绞痛发作时,由于急性尿路梗阻往往会导致肾脏排泄功能减退,尿路不显影或显影不良,进而轻易诊断为无肾功能。因此建议在肾绞痛发生 2 周后,梗阻导致的肾功能减退逐渐恢复时,再行 IVU 检查。

IVU 的禁忌证主要包括:①对碘剂过敏、总肾功能严重受损、妊娠早期(3 个月内)、全身状况衰竭者为 IVU 绝对禁忌证。②肝脏功能不全、心脏功能不全、活动性肺结核、甲状腺功能亢进、有哮喘史及其他药物过敏史者慎用。③总肾功能中度受损者、糖尿病、多发性骨髓瘤的患者肾功能不全时避免使用。如必须使用,应充分水化减少肾脏功能损害。

4.CT 扫描

随着CT技术的发展,越来越多复杂的泌尿系统结石需要做CT扫描以明确诊断。CT扫描不受结石成分、肾功能和呼吸运动的影响,而且螺旋CT还能够同时对所获取的图像进行二维及三维重建,获得矢状或冠状位成像,因此,能够检出其他常规影像学检查中容易遗漏的微小结石(如 0.5 mm 的微结石)。关于CT扫描的厚度,有研究者认为,采用 3 mm 厚度扫描可能更易发现常规 5 mm扫描容易遗漏的微小的无伴随症状的结石,因而推荐这一标准。而通过CT扫描后重建得到的冠状位图像能更好地显示结石的大小,为结石的治疗提供更为充分的依据,但这也将增加患者的额外费用。CT诊断结石的敏感性比尿路平片及静脉尿路造影高,尤其适用于急性肾绞痛患者的确诊,可以作为 B 超、X 线检查的重要补充。CT片下,输尿管结石表现为结石高密度影及其周围水肿的输尿管壁形成的"框边"现象。近期研究发现,双侧肾脏CT值相差 5.0 Hu 以上,CT 值较低一侧常伴随输尿管结石导致的梗阻。另外,结石的成分及脆性可以通过不同的 CT 值(Hu 单位)改变进行初步的评估,从而对治疗方法的选择提供参考。对于碘过敏或者存在其他 IVU 禁忌证的患者,增强 CT 能够显示肾脏积水的程度和肾实质的厚度,从而反映肾功能的改变情况。有的研究认为,增强 CT 扫描在评价总肾和分肾功能上,甚至可以替代放射性核素肾脏扫描。

5.逆行(RP)或经皮肾穿刺造影

属于有创性的检查方法,不作为常规检查手段,仅在静脉尿路造影不显影或显影不良及怀疑是X线透光结石、需要作进一步的鉴别诊断时应用。逆行性尿路造影的适应证包括:①碘过敏无法施行 IVU。②IVU 检查显影效果不佳,影响结石诊断。③怀疑结石远端梗阻。④需经输尿管导管注入空气作为对比剂,通过提高影像反差显示 X 线透光结石。

6.磁共振尿路成像(MRU)

磁共振对尿路结石的诊断效果极差,因而一般不用于结石的检查。但是,磁共振尿路成像(MRU)能够了解上尿路梗阻的情况,而且不需要造影剂即可获得与静脉尿路造影同样的效果,不受肾功能改变的影响。因此,对于不适合做静脉尿路造影的患者(例如,碘造影剂过敏、严重肾功能损害、儿童和妊娠妇女等)可考虑采用。

7.放射性核素显像

放射性核素检查不能直接显示泌尿系统结石,但是,它可以显示泌尿系统的形态,提供肾脏血流灌注、肾功能及尿路梗阻情况等信息,因此对手术方案的选择及手术疗效的评价具有一定价值。此外,肾动态显影还可以用于评估体外冲击波碎石对肾功能的影响情况。

8.膀胱镜、输尿管镜检查

输尿管结石一般不需要进行膀胱镜检查,其适应证主要有:①需要行 IVU 或输尿管插管拍双曝光片。②需要了解碎石后结石是否排入膀胱。

四、治疗方法的选择

目前治疗输尿管结石的主要方法有保守治疗(药物治疗和溶石治疗)、体外冲击波碎石(ESWL)、输尿管镜(URSL)、经皮肾镜碎石术(PCNL)、开放及腹腔镜手术。大部分输尿管结石通过微创治疗如体外冲击波碎石和/或输尿管镜、经皮肾镜碎石术治疗均可取得满意的疗效。输尿管结石位于输尿管憩室内、狭窄段输尿管近端的结石及需要同时手术处理先天畸形等结石病因导致微创治疗失败的患者往往需要开放或腹腔镜手术取石。

对于结石体积较小(一般认为直径<0.6 cm)可通过水化疗法,口服药物排石。较大的结石,除纯尿酸结石外,其他成分的结石,包括含尿酸铵或尿酸钠的结石,溶石治疗效果不佳,多不主张通过口服溶石药物溶石。对于 X 线下显示低密度影的结石,可以利用输尿管导管或双 J 管协助定位试行 ESWL。尿酸结石在行逆行输尿管插管进行诊断及引流治疗时,如导管成功到达结石上方,可在严密观察下行碱性药物局部灌注溶石,此方法较口服药物溶石速度更快。

关于 ESWL 和输尿管镜碎石两者在治疗输尿管结石上哪种更优的争论一直存在。相对于输尿管镜碎石术而言,ESWL 再次治疗的可能性较大,但其拥有微创、无需麻醉、不需住院、价格低廉等优点,即使加上各种辅助治疗措施,ESWL 仍然属于微创的治疗方法。另一方面,越来越多的文献认为,输尿管镜是一种在麻醉下进行的能够"一步到位"的治疗方法。有多篇文献报道了输尿管镜和 ESWL 之间的对照研究,对于直径≤1 cm 的上段输尿管结石,意见较一致,推荐 ESWL 作为一线治疗方案;而争论焦点主要集中在中、下段输尿管结石的治疗上。对于泌尿外科医师而言,一位患者具体选择何种诊疗方法最合适,取决于经验及所拥有的设备等。

五、保守治疗

(一)药物治疗

临床上多数尿路结石需要通过微创的治疗方法将结石粉碎并排出体外,少数比较小的尿路结石可以选择药物排石。排石治疗的适应证:①结石直径

<0.6 cm。②结石表面光滑。③结石以下无尿路梗阻。④结石未引起尿路完全梗阻,局部停留少于2周。⑤特殊成分(尿酸结石和胱氨酸结石)推荐采用排石疗法。⑥经皮肾镜、输尿管镜碎石及ESWL术后的辅助治疗。

排石方法主要包括:①每天饮水2 000~3 000 mL,保持昼夜均匀。②双氯芬酸钠栓剂肛塞:双氯芬酸钠能够减轻输尿管水肿,减少疼痛发作风险,促进结石排出,推荐应用于输尿管结石,但对于有哮喘及肝肾功能严重损害的患者应禁用或慎用。③口服α受体阻滞剂(如坦索罗辛)或钙通道阻滞剂。坦索罗辛是一种高选择性α-肾上腺素能受体阻滞剂,使输尿管下段平滑肌松弛,尤其可促进输尿管下段结石的排出。此外,越来越多的研究表明口服α-受体阻滞剂作为其他碎石术后的辅助治疗,有利于结石碎片,特别是位于输尿管下段的结石排出。④中医中药。治疗以清热利湿,通淋排石为主,佐以理气活血、软坚散结。常用的成药有尿石通等;常用的方剂如八正散、三金排石汤和四逆散等。针灸疗法无循证医学的证据,可以作为辅助疗法。包括体针、电针、穴位注射等。常用穴位有肾俞、中腕、京门、三阴交和足三里等。⑤适度运动。根据结石部位的不同选择体位排石。

(二)溶石治疗

近年来,我国在溶石治疗方面处于领先地位。其主要应用于纯尿酸结石和胱氨酸结石。尿酸结石:口服别嘌醇,根据血、尿的尿酸值调整药量;口服枸橼酸氢钾钠或 $NaHCO_3$ 片,以碱化尿液维持尿液 pH 在6.5~6.8。胱氨酸结石:口服枸橼酸氢钾钠或 $NaHCO_3$ 片,以碱化尿液,维持尿液 pH 在7.0以上。治疗无效者,应用青霉胺,但应注意药物不良反应。

六、体外冲击波碎石术

体外冲击波碎石术(ESWL)可使大多数输尿管结石行原位碎石治疗即可获得满意疗效,并发症发生率较低。但由于输尿管结石在尿路管腔内往往处于相对嵌顿的状态,其周围缺少1个有利于结石粉碎的液体环境,与同等大小的肾结石相比,粉碎的难度较大。因此,许多学者对ESWL治疗输尿管结石的冲击波能量和次数等治疗参数进行了有益的研究和探讨。以往的观点认为冲击波能量、次数越高治疗效果越好。但最近,有研究表明,当结石大小处于1~2 cm之间时,低频率冲击波(SR 60~80 次/分)较高频率(FR 100~120 次/分)效果更好。这样一来,相同时间下冲击波对输尿管及周围组织的损伤总次数减少,因而出现并发症的概率随之降低。

ESWL疗效与结石的大小、结石被组织包裹程度及结石成分有关,大而致密的结石再次治疗率比较高。大多数输尿管结石原位碎石治疗即可获得满意的疗效。有些输尿管结石需放置输尿管支架管通过结石或者留置于结石的下方进行原位碎石;也可以将输尿管结石逆行推入肾盂后再行 ESWL 治疗。但 ESWL 的总治疗次数应限制在 3 次以内。对直径≤1 cm 的上段输尿管结石首选 ESWL,>1 cm 的结石可选择 ESWL、输尿管镜(URSL)和经皮肾镜碎石术(PCNL);对中、下段输尿管结石可选用 ESWL 和 URSL。当结石嵌顿后刺激输尿管壁,引起炎症反应,导致纤维组织增生,常可引起结石下端输尿管的梗阻,影响 ESWL 术后结石排出。因此对于结石过大或纤维组织包裹严重,需联合应用 ESWL 和其他微创治疗方式(如输尿管支架或输尿管镜、经皮肾镜碎石术)。

随着计算机技术和医学统计学及循证医学的发展,研究者在计算机软件对输尿管结石 ESWL 术预后的评估方面进行了有益的探索。Gomha 等人将结石部位、结石长度、宽度、术后是否留置双 J 管等数据纳入了人工神经网络(artificial neural network,ANN)和 logistic 回归模型(logistic regression model,LR)系统,对比两者在输尿管结石 ESWL 术后无结石生存情况方面的预测能力。结果显示,两者在 ESWL 有效患者的评估中均具有较高价值,两者无明显差别。但对于 ESWL 碎石失败的输尿管结石患者 ANN 的评估效果更好。

七、输尿管镜

自 20 世纪 80 年代输尿管镜应用于临床以来,输尿管结石的治疗发生了根本性的变化。新型小口径硬性、半硬性和软性输尿管镜的应用,与新型碎石设备如超声碎石、液电碎石、气压弹道碎石和激光碎石的广泛结合,以及输尿管镜直视下套石篮取石等方法的应用,极大地提高了输尿管结石微创治疗的成功率。

(一)适应证及禁忌证

输尿管镜取石术的适应证:①输尿管中、下段结石。②ESWL 失败后的输尿管上段结石。③ESWL术后产生的"石街"。④结石并发可疑的尿路上皮肿瘤。⑤X 线透光的输尿管结石。⑥停留时间超过 2 周的嵌顿性结石。

禁忌证:①不能控制的全身出血性疾病。②严重的心肺功能不全,手术耐受差。③未控制的泌尿道感染。④腔内手术后仍无法解决的严重尿道狭窄。⑤严重髋关节畸形,摆放截石位困难。

(二)操作方法

1.输尿管镜的选择

输尿管镜下取石或碎石方法的选择,应根据结石的部位、大小、成分、合并感染情况、可供使用的仪器设备、泌尿外科医师的技术水平和临床经验及患者本身的情况和意愿等综合考虑。目前使用的输尿管镜有硬性、半硬性和软性3类。硬性和半硬性输尿管镜适用于输尿管中、下段输尿管结石的碎石取石,而软输尿管镜则多适用于肾脏、输尿管中、上段结石特别是上段的碎石及取石。

2.手术步骤

患者取截石位,先用输尿管镜行膀胱检查,然后在安全导丝的引导下,置入输尿管镜。输尿管口是否需要扩张,取决于输尿管镜的粗细和输尿管腔的大小。输尿管硬镜或半硬性输尿管镜均可以在荧光屏监视下逆行插入上尿路。软输尿管镜需要借助1个10~13 F的输尿管镜镜鞘或通过接头导入一根安全导丝,在其引导下插入输尿管。在入镜过程中,利用注射器或者液体灌注泵调节灌洗液体的压力和流量,保持手术视野清晰。经输尿管镜发现结石后,利用碎石设备(激光、气压弹道、超声、液电等)将结石粉碎成0.3 cm以下的碎片。对于小结石及直径≤0.5 cm的碎片也可用套石篮或取石钳取出。目前较常用的设备有激光、气压弹道等,超声、液电碎石的使用已逐渐减少。钬激光为高能脉冲式激光,激光器工作介质是包含在钇铝石榴石(YAG)晶体中的钬,其激光波长2 100 nm,脉冲持续时间为0.25毫秒,瞬间功率可达10 kW,具有以下特点:①功率强大,可粉碎各种成分的结石,包括坚硬的胱氨酸结石。②钬激光的组织穿透深度仅为0.4 mm,很少发生输尿管穿孔,较其他设备安全。③钬激光经软光纤传输,与输尿管软、硬镜配合可减少输尿管创伤。④具有切割、气化及凝血等功能,对肉芽组织、息肉和输尿管狭窄的处理方便,出血少,笔者推荐使用。但在无该设备的条件下,气压弹道等碎石设备也具有同样的治疗效果。最近还有研究人员在体外低温环境中对移植肾脏进行输尿管镜检及碎石,从很大程度上减低了对移植肾脏的损伤。

3.术后留置双J管

输尿管镜下碎石术后是否放置双J管,目前尚存在争议。有研究者认为,放置双J管会增加术后并发症,而且并不能通过引流而降低尿路感染的发病率。但下列情况下,建议留置双J管:①较大的嵌顿性结石(>1 cm)。②输尿管黏膜明显水肿或有出血。③术中发生输尿管损伤或穿孔。④伴有输尿管息肉形成。⑤术前诊断输尿管狭窄,有(无)同时行输尿管狭窄内切开术。⑥较大结石碎石后碎块负荷明显,需待术后排石。⑦碎石不完全或碎石失败,术后需行 ESWL 治疗。⑧伴有明显的上尿路感染,一般放置双 J 管 1～2 周。如同时行输尿管狭窄内切开术,则需放置 4～6 周。如果留置时间少于 1 周,还可放置输尿管导管,一方面降低患者费用,另一方面有利于观察管腔是否通畅。

留置双 J 管常见的并发症及其防治主要有以下几点。①血尿:留置双 J 管可因异物刺激,致输尿管、膀胱黏膜充血、水肿,导致血尿。就诊者多数为肉眼血尿。经卧床、增加饮水量、口服抗生素 2～3 天后,大部分患者血尿可减轻,少数患者可延迟至拔管后,无需特殊处理。②尿道刺激症状:患者常可出现不同程度的尿频、尿急、尿痛等尿路刺激征,还可能同时伴有下尿路感染。这可能与双 J 管膀胱端激惹膀胱三角区或后尿道有关,口服解痉药物后,少部分患者症状能暂时缓解,但大多患者只能在拔管后完全解除症状。③尿路感染:输尿管腔内碎石术可导致输尿管损伤,留置双 J 管后肾盂输尿管蠕动减弱,易引起膀胱尿液输尿管反流,引起逆行性上尿路感染。术后可给予抗感染对症处理。感染严重者在明确为置管导致的前提下可提前拔管。④膀胱输尿管反流:留置双 J 管后,膀胱输尿管抗反流机制消失,膀胱内尿液随着膀胱收缩产生与输尿管的压力差而发生反流,因此,建议置管后应持续导尿约 7 天,使膀胱处于空虚的低压状态,防止术后因反流导致上尿路感染或尿瘘等并发症。⑤双 J 管阻塞引流不畅:如术中出血较多,血凝块易阻塞管腔,导致引流不畅,引起尿路感染。患者常表现为发热、腰痛等症状,一旦怀疑双 J 管阻塞应及时予以更换。⑥双 J 管移位:双 J 管放置正确到位,很少发生移动。双 J 管上移者,多由于管末端圆环未放入膀胱内,可在预定拔管日期经输尿管镜拔管;管下移者,多由于上端圆环未放入肾盂,还可见到由于身材矮小的女性患者双 J 管长度不匹配而脱出尿道的病例,可拔管后重新置管,并酌情留置导尿管。⑦管周及管腔结石生成:由于双 J 管制作工艺差别很大,部分产品的质量欠佳,表面光洁度不够,使尿液中的盐溶质易于沉积。此外,随着置管时间的延长,输尿管蠕动功能受到的影响逐渐增大。因此,医师应于出院前反复、详细告知患者拔管时间,有条件的地区可做好随访工作,置普通双 J 管时间一般不宜超过 6 周,如需长期留置可在内镜下更换或选用质量高的可长期留置型号的双 J 管。术后适当给予抗感染,碱化尿液药物,嘱患者多饮水,预防结石生成。一旦结石产生,较轻者应果断拔管给予抗感染治疗;严重者可出现结石大量附着,双 J 管无法拔除。此时可沿双 J 管两端来回行 ESWL 粉碎附着结石后,膀胱镜下将其拔出。对于形成单发的较大结石可采用输尿管镜碎石术后拔管,还可考虑开放手术取管,但绝不可暴力强行拔管,以免造成输尿管黏膜撕脱等更严重的损伤。

4.输尿管镜碎石术失败的原因及对策

与中、下段结石相比,输尿管镜碎石术治疗输尿管上段结石的清除率最低。手术失败的主要原因如下。

(1)输尿管结石或较大碎石块易随水流返回肾盂,落入肾下盏内,输尿管上段结石返回率可高达16.1%。一般认为直径≥0.5 cm 的结石碎块为碎石不彻底,术后需进一步治疗。对此应注意:①术前、术中预防为主。术前常规 KUB 定位片,确定结石位置。手术开始后头高臀低位,在保持视野清楚的前提下尽量减慢冲水速度及压力。对于中下段较大结石(直径≥1 cm)可以采用较大功率和"钻孔法"碎石以提高效率,即从结石中间钻洞,贯穿洞孔,然后向四周蚕食,分次将结石击碎。然而对于上段结石或体积较小(直径<1 cm)、表面光滑、质地硬、活动度大的结石宜采用小功率(<1.0 J/8 Hz,功率过大可能产生较大碎石块,不利于结石的粉碎,而且易于结石移位)、细光纤、"虫噬法"碎石,即用光纤抵住结石的侧面,从边缘开始,先产生 1 个小腔隙,再逐渐扩大碎石范围,使多数结石碎块<0.1 cm。必要时用"三爪钳"或套石篮将结石固定防止结石移位。结石松动后较大碎块易冲回肾内,此时用光纤压在结石表面,从结石近端向远端逐渐击碎。②如果手术时看不到结石或发现结石已被冲回肾内,这时输尿管硬镜应置入肾盂内或换用软输尿管镜以寻找结石,找到后再采用"虫噬法"碎石,如肾积水严重或结石进入肾盏,可用注射器抽水,抬高肾脏,部分结石可能重新回到视野。

(2)肾脏和上段输尿管具有一定的活动性,受积水肾脏和扩张输尿管的影响,结石上、下段输尿管容易扭曲、成角,肾积水越重,角度越大,输尿管镜进镜受阻。具体情况:①输尿管开口角度过大,若导管能进入输尿管口,这时导管尖一般顶在壁内段的内侧壁,不要贸然入镜,可借助灌注泵的压力冲开输尿管口,缓慢将镜体转为中立位,常可在视野外侧方找到管腔,将导管后撤重新置入,再沿导管进镜;无法将导管插入输尿管口时,可用电钩切开输尿管口游离缘,再试行入镜。②输尿管开口、壁内段狭窄且导丝能通过的病例,先用镜体扩张,不成功再用金属橄榄头扩张器进行扩张,扩张后入镜若感觉镜体较紧,管壁随用力方向同向运动,不要强行进镜,可在膀胱镜下电切输尿管开口前壁 0.5~1.0 cm 扩大开口,或者先留置输尿管导管 1 周后再行处理。③结石远端输尿管狭窄,在导丝引导下保持视野在输尿管腔内,适当增加注水压力,用输尿管硬镜扩张狭窄处,切忌暴力以防损伤输尿管壁。如狭窄较重,可用钬激光纵向切开输尿管壁至通过输尿管镜。④结石远端息肉或被息肉包裹,导致肾脏积水、肾功能较差,术后结石排净率相对较低。可绕过较小息肉碎石,如息肉阻挡影响碎石,需用钬激光先对息肉进行气化凝固。⑤输尿管扭曲,选用7 F细输尿管和"泥鳅"导丝,试插导丝通过后扭曲可被纠正;如导丝不能通过,换用软输尿管镜,调整好角度再试插导丝,一旦导丝通过,注意不可轻易拔除导丝,若无法碎石可单纯留置双J管,这样既可改善肾积水,又能扩张狭窄和纠正扭曲,术后带双J管ESWL或1个月后再行输尿管镜检。中、上段迂曲成角的病例,可等待该处输尿管节段蠕动时或呼气末寻找管腔,并将体位转为头低位,使输尿管拉直便于镜体进入,必要时由助手用手托起肾区;若重度肾积水造成输尿管迂曲角度过大,导管与导丝均不能置入,可行肾穿刺造瘘或转为开放手术。

(三)并发症及其处理

并发症的发生率与所用的设备、术者的技术水平和患者本身的条件等因素有关。目前文献报道并发症的发生率为5%~9%,较为严重的并发症发生率0.6%~1.0%。

1.近期并发症及其处理

(1)血尿:一般不严重,为输尿管黏膜挫伤造成,可自愈。

(2)胁腹疼痛:多由术中灌注压力过高造成,仅需对症处理或不需处理。

(3)发热:术后发热≥38 ℃者,原因如下。①术前尿路感染或脓肾。②结石体积大、结石返回肾盂内等因素增加了手术时间,视野不清加大了冲水压力。体外研究表明压力>4.7 kPa(35 mmHg)会引起持续的肾盂-静脉、淋巴管反流,当存在感染或冲洗温度较高时,更低的压力即可造成反流。

处理方法:①针对术前尿培养、药敏结果应用抗生素,控制尿路感染。如术前怀疑脓肾,可先行肾造瘘术,二期处理输尿管结石以避免发生脓毒症。②术中如发现梗阻近端尿液呈浑浊,应回抽尿液,查看有无脓尿并送细菌培养和抗酸染色检查,呋喃西林或生理盐水冲洗,必要时加用抗生素。尽量缩短手术时间,减小冲水压力。

(4)黏膜下损伤:放置双J支架管引流1~2周。

(5)假道:放置双J支架管引流4~6周。

(6)穿孔:为主要的急性并发症之一,小的穿孔可放置双J管引流2~4周,如穿孔严重,应进行输尿管端端吻合术等进行输尿管修复。

(7)输尿管黏膜撕脱:为最严重的急性并发症之一,应积极手术重建(如自体肾移植、输尿管膀胱吻合术或回肠代输尿管术等)。

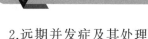

2.远期并发症及其处理

输尿管狭窄为主要的远期并发症之一,其发生率为 0.6%～1.0%,输尿管黏膜损伤、假道形成或者穿孔、输尿管结石嵌顿伴息肉形成、多次 ESWL 致输尿管黏膜破坏等是输尿管狭窄的主要危险因素。远期并发症及其处理如下。

(1)输尿管狭窄:输尿管狭窄内(激光)切开或狭窄段切除端端吻合术。

(2)输尿管闭塞:狭窄段切除端端吻合术,下段闭塞,应行输尿管膀胱再植术。

(3)输尿管反流:轻度者随访每 3～6 个月行 B 超检查,了解是否存在肾脏积水和/或输尿管扩张;重度者宜行输尿管膀胱再植术。

八、经皮肾镜取石术

经皮肾镜取石术(PCNL)能快速去除结石,但术后康复时间较长及手术并发症相对较高。其主要适应证:①上段输尿管体积巨大的结石(第 3 腰椎水平以上)。②远段输尿管狭窄。③行各种尿流改道手术的输尿管上段结石患者。

对于伴有肾积水的嵌顿性输尿管上段结石,PCNL 具有明显的优势,理由:①对于伴有肾脏积水的输尿管上段结石,积水的肾脏行穿刺、扩张简单,不容易造成肾脏损伤,只要从肾脏中、上盏进针,即能进入输尿管上段进行碎石,部分肾重度积水患者,无需超声或 X 线引导,盲穿即可进行。术中处理完肾脏结石后将扩张鞘推入输尿管,使其紧靠结石,可避免碎石块随水流冲击返回肾盂,引起结石残留。②结石被息肉包裹的患者,逆行输尿管硬镜碎石须先处理息肉后才能发现结石,可能造成输尿管穿孔,导致碎石不完全或者需转为其他手术方式;PCNL 在内镜进入输尿管后可直接窥见结石,碎石过程直接、安全。③结石取净率高,无需考虑肾功能及输尿管息肉对术后排石的影响,短期内就可以达到较好的疗效。④对结石体积大的患者,与 URSL 相比 PCNL 手术时间较短。⑤可同时处理同侧肾结石。

九、开放手术、腹腔镜手术

输尿管结石的开放手术仅用在需要同时进行输尿管自身疾病的手术治疗,如输尿管成形术或者 ESWL 和输尿管镜碎石、取石治疗失败的情况下。此外,开放手术还可应用于输尿管镜取石或 ESWL 存在着禁忌证的情况下。后腹腔镜下的输尿管切开取石可以作为开放手术的另一种选择。

十、双侧上尿路结石的处理原则

双侧上尿路同时存在结石约占泌尿系统结石患者的 15%,传统的治疗方法一般是对两侧结石进行分期手术治疗,随着体外碎石、腔内碎石设备的更新与泌尿外科微创技术的进步,对于部分一般状况较好、结石清除相对容易的上尿路结石患者,可以同期微创手术治疗双侧上尿路结石。

双侧上尿路结石的治疗原则:①双侧输尿管结石,如果总肾功能正常或处于肾功能不全代偿期,血肌酐值<178.0 $\mu mol/L$,先处理梗阻严重一侧的结石;如果总肾功能较差,处于氮质血症或尿毒症期,先治疗肾功能较好一侧的结石,条件允许,可同时行对侧经皮肾穿刺造瘘,或同时处理双侧结石。②双侧输尿管结石的客观情况相似,先处理主观症状较重或技术上容易处理的一侧结石。③一侧输尿管结石,另一侧肾结石,先处理输尿管结石,处理过程中建议参考总肾功能、分肾功能与患者一般情况。④双侧肾结石,一般先治疗容易处理且安全的一侧,如果肾功能处于氮质血症或尿毒症期,梗阻严重,建议先行经皮肾穿刺造瘘,待肾功能与患者一般情况改善后再处理结石。⑤孤立肾上尿路结石或双侧上尿路结石致急性梗阻性无尿,只要患者情况许可,应及时外科处理,如不能耐受手术,应积极试行输尿管逆行插管或经皮肾穿刺造瘘术,待患者一般情况好转后再选择适当治疗方法。⑥对于肾功能处于尿毒症期,并有水电解质和酸碱平衡紊乱的患者,建议先行血液透析,尽快纠正其内环境的紊乱,并同时行输尿管逆行插管或经皮肾穿刺造瘘术,引流肾脏,待病情稳定后再处理结石。

十一、"石街"的治疗

"石街"为大量碎石在输尿管与男性尿道内堆积没有及时排出,堆积形成"石街",阻碍尿液排出,以输尿管"石街"为多见。输尿管"石街"形成的原因:①一次粉碎结石过多。②结石未能粉碎为很小的碎片。③两次碎石间隔时间太短。④输尿管有炎症、息肉、狭窄和结石等梗阻。⑤碎石后患者过早大量活动。⑥ESWL引起肾功能损害,排出碎石块的动力减弱。⑦ESWL 术后综合治疗关注不够。如果"石街"形成 3 周后不及时处理,肾功能恢复将会受到影响;如果"石街"完全堵塞输尿管,6 周后肾功能将会完全丧失。

在对较大的肾结石进行 ESWL 之前常规放置双 J 管,"石街"的发生率明显降低。对于有感染迹象的患者,给予抗生素治疗,并尽早予以充分引流。通过经皮肾穿刺造瘘术放置造瘘管通常能使结石碎片排出。对于输尿管远端的"石街",可以用输尿管镜碎石以便将其最前端的结石击碎。总之,URSL 治疗为主,联合 ESWL、PCNL 是治疗复杂性输尿管"石街"的好方法。

十二、妊娠合并输尿管结石的治疗

妊娠合并输尿管结石临床发病率不高,但由于妊娠期的病理、生理改变,增加了治疗难度。妊娠期间体内雌、孕激素的分泌大量增加,雌激素使输尿管等肌层肥厚,孕激素则使输尿管扩张及平滑肌张力降低导致蠕动减弱,尿流减慢。孕期膨大的子宫压迫盆腔内输尿管而形成机械性梗阻,影响尿流,并易发生尿路感染。

妊娠合并结石首选保守治疗,应根据结石的大小、梗阻的部位、是否存在着感染、有无肾实质损害及临床症状来确定治疗方法。原则上对于结石较小、没有引起严重肾功能损害者,采用综合排石治疗,包括多饮水、补液、解痉、止痛和抗感染等措施促进排石。

对于妊娠的结石患者,保持尿流通畅是治疗的主要目的。通过局麻下经皮肾穿刺造瘘术、置入双 J 管或输尿管支架等方法引流尿液,可协助结石排出或为以后治疗结石争取时间。妊娠期间麻醉和手术的危险很难评估,妊娠前 3 个月(早期)全麻会导致畸胎的风险增加。提倡局麻下留置双 J 管,并且建议每 4 周更换 1 次,防止结石形成被覆于双 J 管。肾积水并感染积液者,妊娠 22 周前在局麻及 B 超引导下进行经皮肾造瘘术为最佳选择,引流的同时尚可进行细菌培养以指导治疗。与留置双 J 管一样,经皮肾穿刺造瘘也可避免在妊娠期进行对妊娠影响较大的碎石和取石治疗。还要强调的是,抗生素的使用应谨慎,即使有细菌培养、药敏作为证据,也必须注意各种药物对胎儿的致畸作用。

约 30% 的患者因保守治疗失败或结石梗阻而并发严重感染、急性肾衰竭而最终需要手术治疗。妊娠合并结石不推荐进行 ESWL、PCNL 与 URSL 治疗。但也有报道对妊娠合并结石患者进行手术,包括经皮肾穿刺造瘘术、置入双 J 管或输尿管支架管、脓肾切除术、肾盂输尿管切开取石术、输尿管镜取石或碎石甚至经皮肾镜取石术。但是,如果术中一旦出现并发症则较难处理。

第三节　膀　胱　结　石

膀胱结石是较常见的泌尿系统结石,好发于男性,男女比例约为 10∶1。膀胱结石的发病率有明显的地区和年龄差异。总的来说,在经济落后地区,膀胱结石以婴幼儿为常见,主要由营养不良所致。随着我国经济的发展,膀胱结石的总发病率已显著下降,多见于 50 岁以上的老年人。

一、病因

膀胱结石分为原发性和继发性两种。原发性膀胱结石多由营养不良所致,现在除了少数发展中国家及我国一些边远地区外,其他地区该病已少见。继发性膀胱结石主要继发于下尿路梗阻、膀胱异物等。

(一)营养不良

婴幼儿原发性膀胱结石主要发生于贫困饥荒年代,营养缺乏,尤其是动物蛋白摄入不足是其主要原因。只要改善婴幼儿的营养,使新生儿有足够的母乳或牛乳喂养,婴幼儿膀胱结石是可以预防的。

(二)下尿路梗阻

一般情况下,膀胱内的小结石及在过饱和状态下形成的尿盐沉淀常可随尿流排出。但当有下尿路梗阻时,如良性前列腺增生、膀胱颈部梗阻、尿道狭窄、先天畸形、膀胱膨出、憩室、肿瘤等,均可使小结石和尿盐结晶沉积于膀胱而形成结石。

此外,造成尿流不畅的神经性膀胱功能障碍、长期卧床等,都可能诱发膀胱结石的出现。尿液潴留容易并发感染,以细菌团、炎症坏死组织及脓块为核心,可诱发晶体物质在其表面沉积而形成结石。

(三)膀胱异物

医源性的膀胱异物主要有长期留置的导尿管、被遗忘取出的输尿管支架管、不被机体吸收的残留缝线、膀胱悬吊物、由子宫内穿至膀胱的 Lippes 环等,非医源性异物如发夹、蜡块等。膀胱异物可作为结石的核心而使尿盐晶体物质沉积于其周围而形成结石。此外,膀胱异物也容易诱发感染,继而发生结石。

当发生血吸虫病时,其虫卵亦可成为结石的核心而诱发膀胱结石。

(四)尿路感染

继发于尿液潴留及膀胱异物的感染,尤其是分泌尿素酶的细菌感染,由于能分解尿素产生氨,使尿 pH 升高,使尿磷酸钙、铵和镁盐的沉淀而形成膀胱结石。这种由产生尿素酶的微生物感染所引起、由磷酸镁铵和碳磷灰石组成的结石,又称为感染性结石。

含尿素酶的细菌大多数属于肠杆菌属,其中最常见的是奇异变形杆菌,其次是克雷伯杆菌、假单胞菌属及某些葡萄球菌。少数大肠埃希菌、某些厌氧细菌及支原体也可以产生尿素酶。

(五)代谢性疾病

膀胱结石由人体代谢产物组成,与代谢性疾病有着极其密切的关系,包括胱氨酸尿症、原发性高草酸尿症、特发性高尿钙、原发性甲状旁腺功能亢进症、黄嘌呤尿症、特发性低柠檬酸尿症等。

(六)肠道膀胱扩大术

肠道膀胱扩大术后膀胱结石的发生率达 36%～50%,主要原因是肠道分泌黏液所致。

(七)膀胱外翻-尿道上裂

膀胱外翻-尿道上裂患者在膀胱尿道重建术前因存在解剖及功能方面的异常,易发生膀胱结石。在重建术后,手术引流管、尿路感染、尿液潴留等又增加了结石形成的危险因素。

二、病理

膀胱结石的继发性病理改变主要表现为局部损害、梗阻和感染。由于结石的机械性刺激,膀胱黏膜往往呈慢性炎症改变。继发感染时,可出现滤泡样炎性病变、出血和溃疡,膀胱底部和结石表面均可见脓苔。偶可发生严重的膀胱溃疡,甚至穿破到阴道、直肠,形成尿瘘。晚期可发生膀胱周围炎,使膀胱和周围组织粘连,甚至发生穿孔。

膀胱结石易堵塞于膀胱出口、膀胱颈及后尿道,导致排尿困难。长期持续的下尿路梗阻可使膀胱逼尿肌出现代偿性肥厚,并逐渐形成小梁、小房和憩室,使膀胱壁增厚和肌层纤维组织增生。长期下尿路梗阻还可损害膀胱输尿管的抗反流机制,导致双侧输尿管扩张和肾积水,使肾功能受损,甚至发展为尿毒症。肾盂输尿管扩张积水可继发感染而发生肾盂肾炎及输尿管炎。

当尿路移行上皮长期受到结石、炎症和尿源性致癌物质刺激时,局部上皮组织可发生增生性改变,甚至出现乳头样增生或者鳞状上皮化生,最后发展为鳞状上皮癌。

三、临床表现

膀胱结石的主要症状是排尿疼痛、排尿困难和血尿。疼痛可为耻骨上或会阴部疼痛,由结石刺激膀胱底部黏膜而引起,常伴有尿频和尿急,排尿终末时疼痛加剧。如并发感染,则尿频、尿急更加明显,并可发生血尿和脓尿。排尿过程中结石常堵塞膀胱出口,使排尿突然中断并突发剧痛,疼痛可向阴茎、阴茎头和会阴部放射。排尿中断后,患者须晃动身体或采取蹲位或卧位,移开堵塞的结石,才能继续排尿,并可缓解疼痛。

小儿发生结石堵塞,往往疼痛难忍,大声哭喊,大汗淋漓,常用手牵扯阴茎或手抓会阴部,并变换各种体位以减轻痛苦。结石嵌顿于膀胱颈口或后尿道,则出现明显排尿困难,尿流呈滴沥状,严重时发生急性尿潴留。

膀胱壁由于结石的机械性刺激,可出现血尿,并往往表现为终末血尿。尿流中断后再继续排尿亦常伴有血尿。

老年男性膀胱结石多继发于前列腺增生症,可同时伴有前列腺增生症的症状;神经性膀胱功能障碍、尿道狭窄等引起的膀胱结石亦伴有相应的症状。

少数患者,尤其是结石较大、且有下尿路梗阻及残余尿者,可无明显的症状,仅在做 B 超或X 线检查时发现结石。

四、诊断

根据膀胱结石的典型症状,如排尿终末疼痛、排尿突然中断,或小儿排尿时啼哭牵拉阴茎等,可做出膀胱结石的初步诊断。但这些症状绝非膀胱结石所独有,常需辅以 B 超或 X 线检查才能确诊,必要时做膀胱镜检查。

体检对膀胱结石的诊断帮助不大,多数病例无明显的阳性体征。结石较大者,经双合诊可扪及结石。婴幼儿直肠指检有时亦可摸到结石。经尿道将金属探条插入膀胱,可探出金属碰击结石的感觉和声音。目前此法已被 B 超及 X 线检查取代而很少采用。

实验室检查可发现尿中有红细胞或脓细胞,伴有肾功能损害时可见血肌酐、尿素氮升高。

超声检查简单实用,结石呈强光团并有明显的声影。当患者转动身体时,可见到结石在膀胱内移动。膀胱憩室结石则变动不大。

腹部平片亦是诊断膀胱结石的重要手段,结合 B 超检查可了解结石大小、位置、形态和数目,还可了解双肾、输尿管有无结石。应注意区分平片上的盆部静脉石、输尿管下段结石、淋巴结钙化影、肿瘤钙化影及粪石。必要时行静脉肾盂造影检查以了解上尿路情况,作膀胱尿道造影以了解膀胱及尿道情况。纯尿酸和胱氨酸结石为透 X 线的阴性结石,用淡的造影剂进行膀胱造影有助于诊断。

尿道膀胱镜检查是诊断膀胱结石最可靠的方法,尤其对于透 X 线的结石。

结石在膀胱镜可一目了然,不仅可查清结石的大小、数目及其具体特征,还可明确有无其他病变,如前列腺增生、尿道狭窄、膀胱憩室、炎症改变、异物、癌变、先天性后尿道瓣膜及神经性膀胱功能障碍等。膀胱镜检查后,还可同时进行膀胱结石的碎石治疗。

五、治疗

膀胱结石的治疗应遵循两个原则,一是取出结石,二是去除结石形成的病因。膀胱结石如果来源于肾、输尿管结石,则同时处理;来源于下尿路梗阻或异物等病因时,在清除结石的同时必须去除这些病因。有的病因则需另行处理或取石后继续处理,如感染、代谢紊乱和营养失调等。

一般来说,直径<0.6 cm,表面光滑,无下尿路梗阻的膀胱结石可自行排出体外。绝大多数的膀胱结石均需行外科治疗,方法包括体外冲击波碎石术、内腔镜手术和开放性手术。

(一)体外冲击波碎石术

小儿膀胱结石多为原发性结石,可首选体外冲击波碎石术;成人原发性膀胱结石≤3 cm 者亦可以采用体外冲击波碎石术。膀胱结石进行体外冲击波碎石时多采用俯卧位或蛙式坐位,对阴囊部位应做好防护措施。由于膀胱空间大,结石易移动,碎石时应注意定位。较大的结石碎石前膀胱需放置 Foley 尿管,如需作第 2 次碎石,两次治疗间断时间应>1 周。

(二)腔内治疗

几乎所有类型的膀胱结石都可以采用经尿道手术治疗。在内镜直视下经尿道碎石是目前治疗膀胱结石的主要方法,可以同时处理下尿路梗阻病变,如前列腺增生、尿道狭窄、先天性后尿道瓣膜等,亦可以同时取出膀胱异物。

相对禁忌证:①严重尿道狭窄经扩张仍不能置镜者。②合并膀胱挛缩者,容易造成膀胱损伤和破裂。③伴严重出血倾向者。④泌尿系统急性感染期。⑤严重全身性感染。⑥全身情况差不能耐受手术者。⑦膀胱结石合并多发性憩室应视为机械碎石的禁忌证。

一般采用蛛网膜下腔麻醉、骶管阻滞麻醉或硬膜外麻醉均可,对于较小、单发的结石亦可选择尿道黏膜表面麻醉。小儿患者可采用全身静脉麻醉。手术体位取截石位。

目前常用的经尿道碎石方式包括机械碎石、液电碎石、气压弹道碎石、超声碎石、激光碎石等。

1.经尿道机械碎石术

经尿道机械碎石是用器械经尿道用机械力将结石击碎。常用器械有大力碎石钳(图 6-7)及冲压式碎石钳(图 6-8),适用于 2 cm 左右的膀胱结石。如同时伴有前列腺增生,尤其是中叶增生者,最好先行前列腺切除,再行膀胱碎石,两种手术可同时或分期进行。

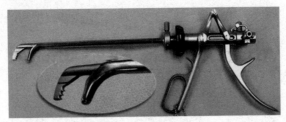

图 6-7　大力碎石钳

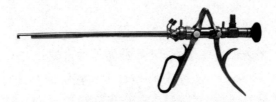

图 6-8　冲压式碎石钳

机械碎石有盲目碎石和直视碎石两种,盲目碎石现已很少使用,基本上被直视碎石所取代。直视碎石是先插入带内镜的碎石钳,充盈膀胱后,在镜下观察结石的情况并在直视下将碎石钳碎。操作简便,效果满意且安全。

由于膀胱结石常伴有膀胱黏膜的充血水肿,若碎石过程中不慎夹伤黏膜或结石刺破黏膜血管,有可能导致膀胱出血。因此,碎石前必须充盈膀胱,使黏膜皱褶消失,尽量避免夹到黏膜;碎石钳夹住结石后,应稍上抬离开膀胱壁,再用力钳碎结石。术后如无出血,一般无需留置导尿管。如伴有出血或同时做经尿道前列腺切除手术,则需留置导尿管引流,必要时冲洗膀胱。

膀胱穿通伤是较严重的并发症,由碎石钳直接戳穿或钳破膀胱壁所致。此时灌注液外渗,患者下腹部出现包块,有压痛,伴有血尿。如穿通至腹膜外,只需停留导尿管引流膀胱进行保守治疗和观察即可;如出现明显腹胀及大量腹水,说明穿通至腹腔内,需行开放手术修补膀胱。

2.经尿道液电碎石术

液电碎石的原理是通过置入水中的电极瞬间放电,产生电火花,生成热能制造出空化气泡,并进一步诱发形成球形的冲击波来碎石。

液电的碎石效果不如激光和气压弹道,而且其热量的非定向传播往往容易导致周围组织损伤,轰击结石时如果探头与膀胱直接接触可造成膀胱的严重损伤甚至穿孔,目前已很少使用。

3.经尿道超声碎石术

超声碎石是利用超声转换器,将电能转变为声波,声波沿着金属探条传至碎石探头,碎石探头产生高频震动使与其接触的结石碎裂。超声碎石常用内含管腔的碎石探头,其末端接负压泵,能反复抽吸进入膀胱的灌注液,一方面吸出碎石,另一方面使视野清晰并可使超声转换器降温,碎石、抽吸和冷却同时进行。

在膀胱镜直视下,将碎石探头紧触结石,并将结石压向膀胱壁而可进行碎石。注意碎石探头与结石间不能有间隙。探头不可直接接触膀胱壁,以减少其淤血和水肿。负压管道进出端不能接错,否则会使膀胱变成正压,导致膀胱破裂。

超声碎石的特点是简单、安全性高,碎石时术者能利用碎石探头将结石稳住,同时可以边碎边吸出碎石块。但由于超声波碎石的能量小,碎石效率低,操作时间较长。

4.经尿道气压弹道碎石术

气压弹道碎石于 1990 年首先在瑞士研制成功,至今已发展到第 3 代、同时兼备超声碎石和气压弹道碎石的超声气压弹道碎石清石一体机。

气压弹道碎石的原理是通过压缩的空气驱动金属碎石杆,以一定的频率不断撞击结石而使之破碎。气压弹道能有效击碎各种结石,整个过程不产生热能及有害波,是一种安全、高效的碎石方法。其缺点是碎石杆容易推动结石,结石碎片较大,常需取石钳配合使用。膀胱结石用气压弹道碎石时结石在膀胱内易移动,较大的结石需要时间相对比较长,碎石后需要用冲洗器冲洗或用取石钳将结石碎片取出膀胱。

使用超声气压弹道碎石清石一体机可同时进行超声碎石和气压弹道碎石,大大加快碎石和清石的速度,有效缩短手术时间。

5.经尿道激光碎石术

激光碎石是目前治疗膀胱结石的首选方法,目前常用的激光有钕-钇铝石榴石(Nd:YAG)激光、Nd:YAG 双频激光(FREDDY 波长 532 nm 和 1 064 nm)和钬-钇铝石榴石(Ho:YAG)激光,使用最多的是钬激光。

钬激光是一种脉冲式近红外线激光,波长为 2 140 nm,组织穿透深度不超过

0.5 mm,对周围组织热损伤极小。有直射及侧射光纤,365 μm 的光纤主要用于半硬式内镜,220 μm 的光纤用于软镜。钬激光能够粉碎各种成分的结石,碎石速度较快,碎石充分,出血极少,其治疗膀胱结石的安全性、有效性和易用性已得到确认,成功率可达 100%。同时,钬激光还能治疗引起结石的其他疾病,如前列腺增生、尿道狭窄等。

膀胱镜下激光碎石术只要视野清晰,常不易伤及膀胱黏膜组织,术后无需作任何特殊治疗,嘱患者多饮水冲洗膀胱即可。

(三)开放手术治疗

耻骨上膀胱切开取石术不需特殊设备,简单易行,安全可靠,但随着腔内技术的发展,目前采用开放手术取石已逐渐减少,开放手术取石不应作为膀胱结石的常规治疗方法,仅适用于需要同时处理膀胱内其他病变时使用。

开放手术治疗的相对适应证:①较复杂的儿童膀胱结石。②>4 cm 的大结石。③严重的前列腺增生、尿道狭窄或膀胱颈挛缩者。④膀胱憩室内结石。⑤膀胱内围绕异物形成的大结石。⑥同时合并需开放手术的膀胱肿瘤。⑦经腔内碎石不能击碎的膀胱结石。⑧肾功能严重受损伴输尿管反流者。⑨全身情况差不能耐受长时间手术操作者。

开放手术治疗的相对禁忌证:①合并严重内科疾病者,先行导尿或耻骨上膀胱穿刺造瘘,待内科疾病好转后再行腔内或开放取石手术。②膀胱内感染严重者,先行控制感染,再行手术取石。③全身情况极差,体内重要器官有严重病变,不能耐受手术者。

第四节　尿道结石

尿道结石占泌尿系统结石的 0.3%,绝大部分尿道结石为男性患者,女性只有在有尿道憩室、尿道异物和尿道阴道瘘等特殊情况下才出现。尿道结石分原发性和继发性两种,传统认为尿道结石常继发于膀胱结石,多见于儿童与老年人。一般认为,尿道结石在发展中国家以六水合磷酸镁铵和尿酸结石多见,发达国家草酸钙和胱氨酸结石多见。

男性尿道结石中,结石多见于前列腺部尿道、球部尿道、会阴尿道的阴茎阴囊交界处后方和舟状窝。有报道,后尿道占 88%(图 6-9),阴囊阴茎部尿道占 8%,舟状窝占 4%。

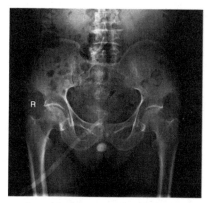

图 6-9 后尿道结石,图中可见膀胱造瘘管

一、临床表现

(一)疼痛

原发性尿道结石常是逐渐长大,或位于尿道憩室内,早期可无疼痛症状。继发性结石多系上尿路排石排入尿道时,突然嵌入尿道内,常常突然感到局部剧烈疼痛及排尿痛,常放射至阴茎头部。阴茎部结石在疼痛部位可触及结石,位于后尿道内的结石,则会出现会阴部和阴囊部疼痛,可呈刀割样剧烈疼痛。

(二)排尿困难

尿道结石阻塞尿道发生不同程度的排尿困难。表现为排尿费力,可呈滴沥状,尿线变细或分叉,射出无力,有时骤然出现尿流中断,并有强烈尿意,阻塞严重时出现残余尿和尿潴留,出现充盈性尿失禁。有时可出现急迫性尿失禁。

(三)血尿及尿道分泌物

急症病例常有终末血尿或初始血尿,或排尿终末有少许鲜血滴出,伴有剧烈疼痛。慢性病例或伴有尿道憩室者,尿道口可有分泌物溢出,结石对尿道的刺激及尿道壁炎症溃疡,亦可出现脓尿。

(四)尿道硬结与压痛

前尿道结石可在结石部位扪及硬结,并有压痛,后尿道结石应通过直肠指诊扪及后尿道部位的硬结。

(五)其他症状

结石长期对局部的刺激,可引起尿道炎症、狭窄、尿道周围脓肿及尿道皮肤瘘、尿道直肠瘘,甚至引起一系列上尿路损害。后尿道结石可产生性交痛及性功能障碍。

二、诊断

(一)病史及体检

除上述症状外,患者既往多有肾绞痛病史及尿道排出结石史。男性患者如发生排尿困难,排尿疼痛者,应考虑此病。男性前尿道结石在阴茎或会阴部可以摸到结石,后尿道结石可经直肠摸到。女性患者经阴道可摸到尿道憩室内结石。

(二)金属尿道探杆检查

在结石部位能探知尿道梗阻和结石的粗糙摩擦感。

(三)尿道镜检查

能直接观察到结石,肯定尿道结石的诊断,并可发现尿道并发症。

(四)X线检查

X线检查是尿道结石的主要诊断依据。因为绝大部分尿道结石是X线阳性结石,平片检查即可显示结石阴影和结石的部位、大小、形状。应行全尿路平片检查以明确有无上尿路结石,必要时行尿道造影或泌尿系统造影,以明确尿路有无其他病变。

三、治疗

治疗应根据尿道结石的大小、形态、部位,尿道局部病变,以及有无并发症等情况而决定。有自行排石、尿道内注入麻醉润滑剂协助排石、尿道内原位或推入膀胱内行腔内碎石和开放手术切开取石等多种方法。新近进入尿道内的较小的继发性尿道结石,如尿道无明显病变,结石有自行排出的可能,或者经尿道注入利多卡因凝胶或者其他润滑剂将结石挤出。位置较深者,可插入细橡胶导尿管于结石停留之处,低压注入润滑剂数毫升,排尿时可能将结石冲出。前尿道的结石,可经止血钳夹出,但切忌盲目钳夹牵拉,或粗暴地企图用手法挤出,否则,会造成尿道黏膜的广泛损伤,继发炎症、狭窄。

后尿道的结石可先推至膀胱再行碎石治疗,如结石过大或固定于后尿道内,不能推入膀胱,可通过耻骨上切开膀胱,以示指探入后尿道内轻轻松动结石并扩张膀胱颈部,再将其取出。尿道憩室结石,处理结石的同时憩室应一并切除。随着腔内泌尿外科的发展,目前已可采用尿道镜或输尿镜气压弹道碎石或液电、钬激光碎石等腔内手术的方法处理前、后尿道结石。国内报道较多的有输尿管镜直视下钬激光碎石术,具有损伤小、成功率高、并发症少的优点,国内连惠波等报道用海绵体麻醉加尿道黏膜表面麻醉下行输尿管镜下尿道结石气压弹道碎石术,对于处理急诊尿道结石成功率高,安全方便。开放性手术仅适用于合并有尿道憩室、尿道狭窄、脓肿、尿道瘘等尿道生殖道解剖异常的病例及医疗技术条件较差,无法实施腔内技术的地区。

第七章

泌尿生殖系统肿瘤

第一节　肾脏上皮来源良性肿瘤

一、嗜酸细胞瘤

嗜酸细胞瘤是一种肾脏良性上皮性肿瘤,占所有肾脏实质肿瘤的 3％～7％。肿瘤由胞质嗜酸性的大细胞构成,其内线粒体丰富。

嗜酸细胞瘤一般为单发,约 6％可为双侧病变。很少发生转移,但复发率较高(4％～13％)。发病年龄范围较广,高峰在 70 岁前后,男性为女性的 2～3 倍。大多数为散发病例,但也有明确的家族性聚集发病现象。

(一)病理

嗜酸细胞瘤大体表现为境界清晰,质地均一,无包膜。多数呈棕色,少数呈褐色或淡黄色。约 33％的肿瘤中央有放射状瘢痕,多见于较大的肿瘤。约 20％的肿瘤有出血。大体罕见坏死。光镜下,肿瘤细胞排列呈实性巢索状,或呈腺泡、小管或微囊结构。间质细胞少,并常有透明变性。大多数肿瘤细胞呈多角形或圆形,胞质中含有丰富的嗜酸性颗粒。罕见核分裂象,无病理性核分裂象。偶见肿瘤组织长入肾周脂肪组织,或有血管浸润。超微结构显示细胞内含有大量线粒体,它们的形状和大小正常,仅有极少数具有多形性。胞质内其他细胞器稀少且不明显,无嫌色肾细胞癌所见的细胞质内的微囊泡。

由于嗜酸细胞瘤和嫌色肾细胞癌都起源于集合管,故两者在组织学上具有一定程度的共性,可以存在组织过渡性表现,称为 Birt-Hogg-Dube 综合征。患者表现为同时发生肾嗜酸细胞瘤和嫌色肾细胞癌,并伴有特征性皮肤病变。

(二)临床表现

几乎 80％的患者没有症状,为偶然发现。不典型的临床表现包括血尿、可

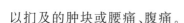

以扪及的肿块或腰痛、腹痛。

(三)诊断

绝大多数嗜酸细胞瘤都不能通过临床或影像学方法与肾细胞癌进行鉴别。两者可以在同一病灶中或者同一肾脏中共存。嗜酸细胞瘤 CT 检查可以表现为肿瘤中央星状低密度区域(由瘢痕造成)。血管造影可有提示性发现,如"辐轮"征,即血管向中心辐射,界限光滑锐利,边缘透明,肿瘤无动静脉瘘、血管池聚现象,但与血供少的肾癌不易区分。MRI 的特征性表现为具有完整的包膜、中央星形瘢痕及 T_1 加权像上的均质低信号肿瘤。这些表现对诊断有一定的提示意义,但不能作为确诊的依据。

穿刺活检对术前诊断具有一定意义。免疫组化显示 $CD7^-$、$CD14^+$、$CD20^+$,组织蛋白酶 H 染色阳性是嗜酸细胞瘤的特征。

(四)治疗

由于影像学检查的不确定性和非特异性,以及同一肿瘤中可能存在恶性成分,根治性肾切除术是最为安全的治疗方法,除非患者为孤立肾、肿瘤体积很小或患者肾功能不全。若术前能明确诊断,由于肿瘤可以多中心、双侧发生,故应考虑保留肾组织手术或肾肿瘤剜除术。如果肿瘤很大或位于肾门,须施行根治性肾切除术。如果肿瘤小,位于周边,实行肾部分切除术则较为合理。但是如果一侧病变,对侧肾功能良好,嗜酸细胞瘤又可能合并肾细胞癌,理想的还是根治性肾切除。如果是年轻人,肿瘤直径<4 cm、位于肾的一极,则可考虑肾部分切除术。如患者年老体衰,手术高危,可等待观察。

二、肾素瘤

肾素瘤又称血管外皮细胞瘤、肾球旁细胞瘤,是分泌肾素的良性肿瘤,起源于肾小球旁器的血管组织(血管外皮细胞)。肾素瘤多见于年轻人,尤好发于女性。发病平均年龄为 24 岁。男女发病比例为 1:2。

(一)病理

肾素瘤多为单侧发生,位于肾皮质。大体上,肿瘤为实性,边界清楚,包膜完整,呈黄褐色。通常肿瘤直径<3 cm。光镜下,肾素瘤由巢状和片状多角形和梭形细胞组成,细胞边界清楚,有颗粒状嗜酸性胞质。Bowie 染色、PAS 和甲苯胺蓝染色阳性。电镜下特征性表现为含有大量的菱形肾素原颗粒。免疫组化示Ⅷ因子及相关抗原强阳性;renin、Actin、Vimentin 和 CD34 阳性。

(二)临床表现

肾素瘤的临床表现为高血压、头痛、多饮、多尿、夜尿及神经肌肉症状。

(三)诊断

内分泌及生化检查示高肾素血症、高醛固酮血症及低钾血症。

高血压、高醛固酮血症、低钾血症容易误诊为原发性醛固酮增多症,其主要区别是原发性醛固酮增多症的血肾素水平降低,而肾素瘤血肾素水平增高。

肾动脉狭窄时也可能出现高血压、高肾素血症、高醛固酮血症和低钾血症,但一般肾动脉狭窄时血浆肾素活性增高比较少或不增高,而肾素瘤血浆肾素水平可以增高 1~8 倍。此外,肾动脉狭窄的血醛固酮增高和血钾降低都比较轻,也没有低钾性碱中毒。去氧皮质酮试验可以鉴别肾动脉狭窄。肾动脉狭窄在给予去氧皮质酮后,其可抑制醛固酮分泌,而肾素瘤则无反应。

影像学上,B超示中等回声团块,CT 表现为软组织密度肿物。分侧取肾静脉血测定肾素水平对肿瘤定位有一定意义,患侧血肾素水平常数倍于健侧。

术前可通过穿刺活检明确肾素瘤诊断。

所有出现明确的高肾素血症、高血压的患者,在排除肾动脉疾病后均须考虑肾素瘤的可能。

(四)治疗

肾素瘤一般为良性,肿瘤体积较小,确诊后应行肿瘤切除术。术后数小时血压即见下降。血浆肾素活性需经 2~3 周才恢复正常水平。有近 10% 患者在其手术后血压仍然偏高,可能与长期高血压导致肾脏血管的慢性改变有关。

三、后肾腺瘤

后肾腺瘤可发生于儿童和成人,女性多见,男女发病比例为 1:2,发病年龄多为50~60 岁,但年龄跨度很大,从 15 个月~83 岁均有报道。

(一)病理

后肾腺瘤是一种细胞丰富的上皮性肿瘤,肿瘤细胞呈胚胎样,体积小且大小一致。肿瘤的大小差异很大,常见直径为 3~6 cm,平均为 5.5 cm。所有的病例都为单侧病变,绝大多数为单一病灶。典型者肿瘤境界清晰,无包膜,质地柔软或硬韧,常见灶状出血和坏死。光镜下,后肾腺瘤的肿瘤细胞非常丰富,排列紧密。肿瘤细胞小而密,呈腺泡状排列,似胚胎细胞。常见长的分支状和鹿角状小管结构或乳头状结构。核分裂象无或罕见。许多病例中的细胞形态与肾母细胞瘤相似。

后肾腺瘤的免疫组化特征与儿童或成人肾母细胞瘤及生肾嵴组织非常相似：肾母细胞瘤蛋白（WT1）和 CD57 强阳性，CD56 和结蛋白（Desmin）阴性，提示后肾腺瘤的组织来源与肾母细胞瘤可能相同。

56％的后肾腺瘤 2p13 等位基因发生改变，而 WT 基因区（11p13）和乳头型 RCC 基因区（17q21.32）等位基因没有发生变化。这明显区别于其他肾脏肿瘤的特有遗传学表现，提示后肾腺瘤为一种具有显著特性的独立病种。

（二）临床表现

患者多以腹部或季肋部疼痛、肉眼血尿或肿块就诊。可伴有红细胞增多症，手术后即消失。

（三）诊断

鉴于不能通过临床表现和影像学方法在术前明确诊断及临床病例少见，后肾腺瘤目前还是一种病理诊断。

很难完全对后肾腺瘤与肾母细胞瘤进行鉴别。细胞形态单一、核分裂象少见及缺少芽基再生有助于后肾腺瘤的诊断。

（四）治疗

几乎所有后肾腺瘤患者均需接受手术治疗。

第二节　肾盂肿瘤

肾盂癌发病高发年龄为 75～79 岁，很少在 40 岁以前发生，发病率随年龄增长而增加。我国平均发病年龄为 55 岁。男性发病率高于女性，男女比为（2～3）：1。肿瘤多为单侧发生。肾盂癌以尿路上皮癌最为多见，鳞状细胞癌和腺癌少见。

肾盂癌的患者发生膀胱癌的概率较高，因此如发现肾盂肿瘤则须常规进行膀胱检查。

一、尿路上皮肿瘤

尿路上皮癌是肾盂恶性上皮性肿瘤最常见的组织学类型，占肾盂肿瘤的

85％。常为多灶性,20％以上的患者在诊断时已有多处而不是一处病变。近50％的患者同时发生膀胱癌。在单侧肿瘤患者中仅有 3％对侧形成肿瘤。

(一)病因

1.巴尔干肾病

巴尔干肾病是一种退行性间质性肾病,多发于巴尔干半岛。巴尔干肾病患者罹患肾盂癌的概率要远高于一般人群,但两者膀胱癌的发病率并没有显著差异。肿瘤多为多中心,且双侧病变的发生率也较高。由于巴尔干肾病本身已造成了不同程度的肾损害,多数患者手术时需尽量采用保留肾单位的术式。

2.吸烟

与膀胱癌相似,吸烟是引发肾盂肿瘤的最重要的可变危险因素。吸烟者的发病率约为非吸烟者的 3 倍。其危险率随吸烟时间的长短、数量的增加而增加。即便是已戒烟的人群,其发病率也是无吸烟史的人群的 2 倍左右。

3.镇痛药

长期大量使用镇痛药,特别是非那西汀,是肾盂癌的另一危险因素。服用镇痛药的男性发生肾盂肿瘤的概率可增加 4～8 倍,女性为 10～13 倍。组织学上,滥用镇痛药可导致基底膜增厚和肾乳头瘢痕形成。肾乳头坏死和滥用镇痛药既是独立的危险因素,又可产生协同效应。两者同时发生,可使危险度增加 20 倍。

4.职业接触

几种职业及职业接触可增加肾盂肿瘤的发病率。具有最高危险率的职业是化工、石油化工、塑料工业,此外还有接触焦炭、煤、沥青及焦油。肿瘤发生与职业接触之间可有较长的时间间隔,达 15 年甚至更长。

5.其他

其他危险因素包括应用二氧化钍、环磷酰胺治疗,乳头坏死,尿路感染和结石等。

(二)病理

1.组织分型

(1)乳头状型:肿瘤质脆,粉白色,有宽窄不同的蒂,多数标本可融合成直径＞1 cm 大小,表面细颗粒状或绒毛状。多个小肿瘤可融合成直径＞2 cm 的较大肿瘤,呈菜花状,充塞肾盂,使之扩张。此型向肾盂壁浸润性生长不明显,常推压肾盂肌层,形成弧形较清楚的边界。该型肿瘤常多灶性发生,甚至可出现几乎每一肾盏均见乳头状肿物。

（2）平坦型：肾盂局部黏膜增厚、粗糙、灰白色，病变处由于纤维组织增生、炎性细胞浸润，致使肾盂壁局部增厚、僵硬。

（3）结节肿块型：肿瘤呈球形突入肾盂，基底部向肾盂壁甚至肾实质浸润性生长，形成较大肿物，切面灰白色，颗粒状，质脆，有出血、坏死灶。部分病例癌瘤破坏，占据肾脏一半，甚至全肾。

2.转移方式

肾盂癌有多种转移方式，包括直接侵犯肾实质或周围组织、淋巴转移、血行转移和上皮种植。上皮种植既可发生于顺尿流方向，也可发生于逆尿流方向，但以前者最为常见。肾盂癌的淋巴转移主要取决于肿瘤的位置和浸润深度。最常见的血行转移部位为肝、肺和骨。在非常少见的情况下可出现肿瘤直接破入肾静脉或下腔静脉。

（三）临床表现

1.血尿

血尿为最常见的症状，可发生于 $56\%\sim98\%$ 的患者。早期即可出现间歇无痛性血尿，可为肉眼或镜下血尿。镜下血尿常见于早期或分化良好的肿瘤，偶可出现蠕虫样血条。血尿严重程度与病变的良恶性无关。

2.疼痛

1/3 患者有腰部钝痛，疼痛的原因主要为继发于逐渐加重的尿路梗阻和肾盂积水。当血块通过输尿管部时可发生肾绞痛。

3.晚期症状

患者出现消瘦、体重下降、贫血、衰弱、下肢水肿、腹部肿物及骨痛等转移症状。如有膀胱刺激征，往往是伴发膀胱肿瘤。肿瘤局部扩散可能出现同侧精索静脉曲张、后腹膜刺激征。

4.无症状

约 15% 的患者可无症状，为偶然发现。

（四）诊断

1.尿细胞学检查

上尿路肿瘤的尿细胞学检查阳性率低于膀胱癌。分化良好的肿瘤细胞学检查常呈阴性。对于尿细胞学检查异常伴尿路造影充盈缺损的患者，诊断仍须谨慎。细胞学检查对 1 级肿瘤诊断的准确性为 20%，2 级和 3 级肿瘤为 $45\%\sim75\%$。输尿管导管引流尿发现瘤细胞诊断上尿路肿瘤的准确率相对较高。为提高阳性率亦可应用等渗盐水冲洗。在监视下用特制的刷子,通过输尿管导管于病变处刷取标本送检,敏感性可达 91%,特异性为 88%,准确性为 89%。一般来说,该技术比较安全,并发症不多,但有出现上尿路严重出血和穿孔的风险,脱落的肿瘤细胞尿路种植的可能性也存在。高渗离子造影剂可影响尿细胞学检查的准确性,因此,应在尿路造影之前收集检查标本。

2.尿路造影

尿路造影是肾盂癌诊断的基本方法。无论是排泄性或逆行性尿路造影都可以发现充盈缺损,上尿路上皮肿瘤 50%～70%可发现充盈缺损,不规则,和集合系统管壁相连。肾盂内肿瘤有时发生肾盏不显影,有 10%～30%上尿路肿瘤引起梗阻,使集合系统不显影,这是肿瘤有浸润的表现。检查上尿路肿瘤时必须双侧同时检查,尤其应注意健侧有无可疑病变,对决定治疗方案有重要参考价值。在逆行性尿路造影时,造影剂应稀释为 1:(2～3)浓度,过浓的造影剂可掩盖充盈缺损。

3.CT

可用于诊断和分期。尿酸结石有时可以在腹平片上不显影,但其 CT 值可>100 Hu(80～250 Hu),而尿路上皮癌平均 CT 值为 46 Hu(10～70 Hu),易于鉴别。在与肾癌鉴别时,尿路上皮癌密度接近于肾实质,而肾癌密度则低于肾实质,CT 值相对低。但 CT 不能区分 T_a 和 T_1 期肿瘤。CT 对估计肿瘤的局限性、浸润范围及转移情况都有帮助,可能发现肾实质及输尿管周围软组织、静脉、淋巴结侵犯情况及肝转移灶。

CT 尿路造影也逐渐应用于肾盂癌的影像学诊断,其对肾实质损害的评价有较高准确性。

随着技术的不断进展,CT 尿路造影三维成像和尿路造影有相似的价值。其发现肿瘤的准确性接近 100%,特异度为 60%,具有较好的阴性预测价值。这种方法的主要缺点在于患者接受射线剂量较大。

4.B 超

B 超诊断上尿路上皮肿瘤价值有限,但可以区分尿路上皮肿瘤与阴性结石。对于超声检查示肾积水的患者,若临床怀疑肾盂癌,必须进一步行尿路造影检查。

5.MRI

尚无优于 CT 的报道,但 MRI 水成像可代替逆行性尿路造影,尤其是尿路存在梗阻性病变时。MRI 亦有助于发现肿瘤是否侵入周围软组织器官及淋巴结,对肿瘤的分期有重要意义。

6.输尿管镜

可用于诊断上尿路肿瘤。在输尿管镜下取得的活检标本的病理结果与手术标本的病理结果有较好的一致性。但由于活检标本量较小,很难据此判断肿瘤的分期,需结合其他影像学资料进行综合分析。并非所有的患者均需行此检查。一般情况下,仅在尿路造影及其他影像学检查难于明确诊断,或行输尿管镜后可能改变治疗方案时,方采用此检查方法。由于检查时可能穿透输尿管,同时创伤尿路上皮黏膜,易于肿瘤种植,因此必须严格选择适应证。经皮肾镜一般不用于肾盂癌诊断,以免肿瘤种植。

需要注意的是,泌尿系统的肾盂、输尿管、膀胱和尿道都覆盖着尿路上皮,在解剖学上是既连续又分开的器官。尿路上皮接触的都是尿液,尿内如果有致癌物质,就可能引起任何部位的尿路上皮发生肿瘤。因此,尿路上皮肿瘤常为发生顺尿流方向多器官肿瘤。半数以上的肾盂癌可同时或先后发生对侧肾盂、输尿管、膀胱、尿道等一个或多个器官肿瘤。由此可见,在进行肾盂癌的检查时,一定要全面了解这个尿路的情况,避免遗漏病变。

(五)治疗

肾盂癌应积极治疗。治疗应根据肿瘤的分期和分级。低分期低级肿瘤无论保守手术还是根治性手术疗效都好。中等分化肿瘤根治手术效果好。高分期肿瘤不论选择保守、根治手术都预后不良。G1 肿瘤保留组织手术的复发率仅7％,5 年生存率可达 75％,根治手术达 88％。G2 肿瘤保留组织手术复发率为28％,2 年生存率 46％,根治手术 2 年生存率 90％。低分化肿瘤保留组织手术后生存时间很短,不能发现复发。

1.手术治疗

根治性肾输尿管全切除术是传统的基本的治疗方法,开放或腹腔镜手术均可采用,亦可行腹腔镜联合开放手术(腹腔镜下行肾切除术和输尿管切除术,开放手术行远端输尿管和输尿管开口切除)。手术切除必须包括患肾、输尿管全长及输尿管开口处的膀胱壁。如果保留一段输尿管或其在膀胱的开口,肿瘤在残留输尿管或其开口的复发率可达 33％～75％。如果肿瘤位置接近肾上极或有侵犯肾上腺的表现(影像学或术中探查),须同时进行肾上腺切除术,因为在进展期肿瘤患者中肾上腺转移并不罕见。手术可以分两切口进行,不要切断输尿管,以免肿瘤转移。

在开放手术的同时,一般均行区域淋巴结清除术。一般认为上尿路肿瘤如果已有淋巴结转移,往往存在远处转移灶,淋巴结清除术可否提高生存率存在疑问。但如果是高分期分化不良的肾盂癌,淋巴结清除术可能有好处。淋巴结清扫的范围主要包括同侧肾门淋巴结、邻近的主动脉旁淋巴结和腔静脉旁淋巴结。

肾输尿管全切除术可以有效地提高患者的 5 年生存率,尤其是对于高分级浸润性病变的患者。但对局部进展期的患者疗效相对较差。

2.保肾手术

适用于孤立肾、双侧病变或肾功能衰退者,尽可能保留原有功能。为避免肿瘤播散或种植,应选用开放手术而非腹腔镜手术。如果肿瘤侵犯肾实质,可同时行肾部分切除术。肾盂癌往往难于施行保守手术。术后复发率和肿瘤的分级相关:1 级肿瘤的复发率为 10%,2 级为 30%,3 级为 60%。

3.内镜治疗

主要适用于孤立肾、双侧病变及肾功能减退的患者。如患者健侧肾脏正常,患侧病变较小、分级低,亦可采用内镜治疗,但复发率较高。内镜下活检对确定肿瘤分级的准确性可达 78%~92%。可以通过肿瘤分级来估计肿瘤的浸润深度:85% 的 1 级、2 级肿瘤为 T_a 或 T_1 期,67% 的 4 级肿瘤为 T_2 或 T_3 期。输尿管镜下切除术对低分级低分期肿瘤的效果较好。对于浸润性病变,由于肿瘤的深度较深,进行切除时可导致严重出血或穿透输尿管,所以术前需谨慎评估病变。因此,高分级、高分期的患者应采取传统的开放或腹腔镜肾切除术。手术并发症为输尿管穿孔或狭窄。经皮肾镜治疗 2 级肿瘤后的生存率与开放手术相似,但对 3 级肿瘤则生存率不及开放手术。

4.放射治疗

在高分级的浸润性肿瘤,可在术后配合放疗,剂量一般为 37~60 Gy。局部放疗可降低局部肿瘤复发率,可能会提高生存率。对骨转移灶的局部放疗可达到减轻疼痛的目的。

5.化疗

腔内化疗可以有效地降低肿瘤复发率,主要适用于肾功能不良和双侧性多发浅表肿瘤、原位癌及局部切除后的辅助治疗。给药途径可采取经皮置管、置入 D-J 管逆行灌注等。可选用的药物有 BCG、丝裂霉素、多柔比星和噻替哌。主要的并发症为败血症、BCG 感染引起的全身症状、肾盂输尿管纤维化和梗阻等。对晚期肿瘤,可行全身化疗。化疗方案主要为 MVAC 方案(甲氨蝶呤、长春新碱、多柔比星、顺铂)。

6.动脉栓塞

对存在难以治疗的转移灶或其他疾病而不适于立即手术切除的肾盂癌患者,动脉栓塞可以减轻症状并延缓肿瘤发展。

7.随访

肾盂癌的 5 年生存率根据肿瘤分期的不同存在很大差异,此外,肿瘤的预后也和患者的年龄有一定关系。

由于尿路上皮癌具有多中心复发的倾向,因此定期随访非常重要,并且应特别注意其余尿路上皮器官发生肿瘤的可能性。常规的术后评估应包括对膀胱、同侧(如采取保留肾单位治疗)及对侧泌尿道,以及泌尿系统外可能发生转移的器官。术后一年内每 3 个月须进行一次随访,内容包括查体、尿常规及膀胱镜检查。尿细胞学检查可能对发现肿瘤复发,特别是高分级肿瘤,有一定的帮助。

1%~4%的患者可出现双侧病变,所以均须进行 IVU 或逆行性尿路造影以评估同侧及对侧尿路情况。B 超和 CT 可对肿瘤和隐性结石进行鉴别。如果造影出现充盈缺损,则需进一步行输尿管镜检查。检查的频率很大程度上取决于肿瘤的分级、分期,一般情况下,术后 2~3 年内每半年进行一次,之后可每年进行一次。

此外,还应行胸片、肝功酶学检查、骨扫描等评估有无远处转移。

二、鳞癌

肾盂鳞状细胞癌少见,占肾盂癌的 14%。其组织来源仍然是尿路上皮。一般认为与慢性炎症刺激或滥用止痛药物有关,常伴有肾盂肾炎、肾结石及肾盂黏膜白斑。鳞癌通常为中低分化,易于早期浸润及转移。肾结石患者或结石取出后仍然有经常性严重血尿者,应警惕肾盂鳞状细胞癌的存在。CT 对鳞癌的诊断很重要,因为鳞癌比尿路上皮癌更容易向外围扩展,并且可能合并结石。其 5 年生存率近乎 0。

三、腺癌

肾盂腺癌少见,占肾盂癌的比例低于 1%,主要见于妇女,与肾结石、梗阻和肾盂肾炎有关。单一性腺癌少见,常为肠型、黏液型或印戒细胞型混合存在。长期炎症刺激(结石和反复感染等)导致尿路上皮腺性化生,发生腺性或囊性肾盂炎是腺癌发生的原因和基础。大多数腺癌是高分级的,有广泛浸润,预后很差。

第三节 输尿管癌

近20年,输尿管移行细胞癌的发病率有升高的趋势。50%~73%发生在输尿管下1/3。与膀胱移行细胞癌和肾盂移行细胞癌的生物学特性相似。

输尿管鳞状细胞癌少见,占输尿管原发癌的4.8%~7.8%,多为男性,60~70岁多见。25%的患者有输尿管或肾盂结石。左右侧输尿管受累概率相同。65%发生在输尿管下1/3。一般认为与尿路上皮鳞状化生有关。发现的病例大多已经是临床Ⅲ~Ⅳ期。有报道最长存活期为3年,大多数患者1年内死亡。

输尿管腺癌更少见,多见于60~70岁。72%是男性,常合并肾盂或输尿管的其他恶性上皮成分,40%合并结石。

一、临床表现

输尿管癌最常见的症状是肉眼或镜下血尿,占56%~98%。其次是腰部疼痛,占30%,典型为钝痛,如果有血凝块等造成急性梗阻,可出现绞痛。另有约15%没有症状,在体检时发现。晚期还会出现消瘦、骨痛和厌食等症状。

二、诊断

输尿管癌患者早期无症状,后期主要表现为无痛性肉眼或镜下血尿。诊断主要依靠辅助检查。

(一)影像学表现

传统的方法是静脉肾盂造影,现在CT尿路造影的应用越来越广泛。CT尿路造影现在还能进行三维成像,在泌尿系统成像的效果与静脉造影相同。

输尿管移行细胞癌静脉造影主要表现为充盈缺损和梗阻。这要与血凝块、结石、肠气、压迫、脱落的肾乳头鉴别。结石可以通过超声或CT鉴别。其他的充盈缺损需要进一步行逆行尿路造影或输尿管镜来鉴别。评估对侧肾功能是重要的,因为存在双侧受累的可能,而且可以判断对侧肾功能,以选择治疗方法。

CT和MRI可以帮助确定侵犯程度,是否存在淋巴结和远处转移,以判断临床分期。有研究显示,CT判断TNM分期的准确度是60%。

(二)输尿管镜检

通过静脉尿路造影或逆行尿路造影诊断的准确率是75%左右,联合输尿管镜检准确率能达到 85％～90％。55％～75％的输尿管肿瘤与膀胱肿瘤是低级别和低分期,输尿管浸润性肿瘤较膀胱更常见。由于输尿管镜活检标本较小,所以在确定肿瘤的分期时,应该结合影像学确定肿瘤的形态和分级。

三、治疗

(一)内镜治疗

内镜治疗输尿管肿瘤的基本原则与膀胱肿瘤相同。单肾、双侧受累、肾功能不全或并发其他严重的疾病是内镜治疗的指征。对侧肾功能正常的患者,如果肿瘤体积小、级别低,也可以考虑内镜治疗。

1.输尿管镜

输尿管下段肿瘤可以通过硬镜逆行治疗,而上段肿瘤可以选择逆行或顺行,软镜更适合逆行治疗。

2.经皮肾镜

主要治疗输尿管上段肿瘤,可以切除较大的肿瘤,能够获得更多的标本以使分期更准确,经皮肾通道还可以用于辅助治疗。准确的穿刺是关键,穿刺中盏或上盏能顺利到达肿瘤位置。术后 4～14 天,再次通过造瘘口观察是否有残余肿瘤,如果没有,则在基底部再次取材,并用激光烧灼。没有肿瘤,则拔除肾造瘘管。如果需要进一步的辅助治疗,则更换 8F 的造瘘管。经皮通道破坏了泌尿系统的闭合性,有肿瘤种植的风险,并发症也比输尿管镜多,主要有出血、穿孔、继发性肾盂、输尿管交界处梗阻等。

(二)开放手术

1.输尿管部分切除术

适应证:①输尿管中上段非浸润性 1 级/2 级肿瘤。②通过内镜不能完全切除的肿瘤。③需要保留肾单位的 3 级肿瘤。

方法:通过影像学和输尿管镜确定肿瘤的大体位置,距离肿瘤 1～2 cm 切除病变输尿管,然后端端吻合。

2.末端输尿管切除

适应证:不能通过内镜完全切除的输尿管下段肿瘤。

方法:接近膀胱的下段和壁内段的输尿管可以通过膀胱外、膀胱内或内外联合的方式切除。整个下段切除,如果不能直接吻合膀胱,首先选择膀胱腰肌悬吊。如果缺损过长,可行膀胱翻瓣。

3.开放式根治性肾输尿管切除术

适应证:体积大、级别高的浸润性输尿管上段肿瘤。多发、体积较大、快速复发中等级别,非浸润性输尿管上段肿瘤的肿瘤也可以行根治性全切。范围包括肾脏、输尿管全长和输尿管口周围膀胱黏膜。

(1)肾脏、肾周脂肪和肾周筋膜完全切除:传统上还包括同侧的肾上腺。如果肾上腺在术前影像学和手术中观察是正常的,可以保留。

(2)输尿管下段切除:包括壁内段、输尿管口和周围的膀胱黏膜。输尿管残端的肿瘤复发的风险是 $30\%\sim75\%$。需要牢记:移行细胞癌可能种植在非尿路上皮表面,所以保持整个系统闭合是重要的,尤其对于级别高的肿瘤。

传统末端切除术:可以经膀胱、膀胱外或膀胱内外相结合。经膀胱对于完整的输尿管切除是最可靠的,包括输尿管口周围 1 cm 的膀胱黏膜。

经尿道切除输尿管口:用于低级别的上段肿瘤中。患者截石位,经尿道切除输尿管口和壁内段输尿管,直到膀胱外间隙,这样避免再做一个切口。如果是腹腔镜手术就不用这种方法,因为需要另作一切口取出标本。这种方法破坏了尿路的完整性,有局部复发的可能。

脱套法:术前输尿管插管,输尿管尽量向远侧游离后切断,远端输尿管与导管固定,患者改为截石位,输尿管被牵拉脱套到膀胱,然后切除,但输尿管有被拉断的可能。

淋巴结切除术:根治性肾输尿管切除术应该包括局部淋巴结切除。对于中上段输尿管肿瘤,同侧的肾门淋巴结和主动脉旁和腔静脉旁淋巴结需要清除。是否进行局部淋巴结清除仍有争议,但这样做并不增加手术时间,也不会带来更多的并发症,还可能对患者的预后有利。

(三)腹腔镜根治性肾输尿管切除术

开放式根治性肾输尿管切除术是上尿路上皮癌的"金标准",但现在腹腔镜根治术被认为更适合。指征与开放手术相同,可以经腹腔、经腹膜后或手助式。与开放手术相比,术后恢复快、疼痛轻、住院时间短并且美观。所有的腹腔镜手术包括肾切除和输尿管切除两部分。始终需要注意肿瘤种植的风险。切口的选择也很重要,不仅只是取出标本还要满足末端输尿管的切除。

第四节 尿 道 肿 瘤

一、男性尿道癌

(一)概述

尿道恶性肿瘤少见,约半数继发于膀胱、输尿管、肾盂移行上皮细胞癌。原发性尿道癌中以鳞状细胞癌最多见,约占 80%,多位于尿道球部及悬垂部;其次是移行细胞癌,约占 15%,位于前列腺部尿道;腺癌和未分化癌少见,约占 5%。尿道癌病因尚不明,可能与炎症、慢性刺激、尿道狭窄等因素有关。

男性尿道癌分期常用 Levine 分期(表 7-1)。

表 7-1　男性尿道癌 Levine 分期(改良的 Ray 分期)

O 期	局限于黏膜
A 期	未超出黏膜固有层
B 期	侵及海绵体或前列腺,但未穿透
C 期	超出尿道海绵体组织或超过前列腺包膜
D 期	
D$_1$ 期	腹股沟淋巴结或盆腔淋巴结转移
D$_2$ 期	远处转移

(二)诊断依据

(1)临床表现:反复尿道出血或初血尿,尿线变细、排尿困难、尿潴留、阴茎肿胀、阴囊或会阴水肿等。

(2)体检:可发现尿道结节或肿块,大的球膜部尿道癌可经会阴部触及肿块,实质性或有波动感。腹股沟淋巴结转移时可触及肿大淋巴结。

(3)尿道造影:可帮助确定肿瘤的大小、部位,但不能估计肿瘤范围。

(4)尿道膀胱镜检查:可观察肿瘤范围,并取活体组织检查进一步确诊。

(5)尿道分泌物细胞学检查可发现癌细胞。

(6)CT 和 MRI 检查:可了解有无盆腔和腹膜后淋巴结转移,有助于肿瘤分期。

(三)治疗方案

以手术治疗为主,放疗和化疗效果不肯定。

1.手术治疗

(1)肿瘤局部切除:适用于尿道单发、表浅的肿瘤。可采用经尿道电切、电灼或激光治疗,尿道外口处肿瘤可行局部切除术。

(2)尿道部分切除或阴茎部分切除术:适用于尿道远侧 1/2 的低分期癌,尿道切缘应距肿瘤边缘 2 cm。

(3)根治性尿道切除:适用于近段尿道癌及位于尿道球部或膜部者。切除范围包括全尿道和阴茎脚。

(4)根治性广泛脏器切除:切除范围包括阴茎、尿道、阴囊、精囊、膀胱、前列腺整块切除,有时需行睾丸切除。适应证为 C 期以上近侧尿道癌且能耐受手术者。如有直肠壁浸润,需决定是否做全盆腔脏器切除或姑息治疗。

2.淋巴结的处理

腹股沟淋巴结触诊的准确率可达 83%～100%。凡触及腹股沟淋巴结者,均应施行规范的淋巴结切除术。若行膀胱前列腺整块切除,则应同时切除盆腔淋巴结。腹股沟淋巴结阳性、CT 未发现盆腔淋巴结者,可考虑盆腔淋巴结切除术。未触及腹股沟淋巴结者,并没必要做预防性淋巴结切除。

3.放射治疗

原发性尿道癌放疗的主要目的是保存器官。效果取决于肿瘤部位和大小,前尿道癌优于后尿道癌。

4.化学治疗

疗效不确定。甲氨蝶呤、顺铂、长春新碱、阿霉素及博来霉素等可能有一定效果。

(四)评述

男性前、后尿道癌生物学行为不尽相同。尿道不同部位,上皮细胞类型也不相同。前列腺部尿道癌 90% 为移行细胞癌,且多伴有膀胱癌;而在球、膜部则多数为腺癌(59%),阴茎部主要为鳞癌。前、后尿道发生癌的比例为(1∶2)～(7∶10)。

各年龄段均可发病,多数患者在 50 岁以上。临床表现与肿瘤所在的部位有关。后尿道癌患者临床发现迟,球、膜部尿道癌常易被误诊为尿道狭窄。

尿道癌主要通过直接蔓延、淋巴转移和血行转移。大多数前列腺部尿道癌在确诊时已有远处播散,多数已累及阴茎海绵体。远处转移常见部位为肺、肝、骨和脑。

男性尿道防御屏障相对薄弱,故大多数患者不适于局部切除。术前应对全尿道彻底检查,凡可疑病变区,均取活体组织检查,以确定病变范围。如直肠壁有浸润,则需决定全盆腔脏器切除或姑息治疗。球部、膜部尿道癌在确诊时多已广泛蔓延,已不能行手术治疗,且根治性切除术后复发率很高。

尿道癌类似阴茎癌,一般区域淋巴结转移发生在远处转移之前,腹股沟淋巴结切除术可提高生存率,有些病例术后可长期无癌生存。盆腔淋巴结转移者预后不佳。因此,要强调腹股沟淋巴结活检的重要性。对高危患者(C期、近侧尿道癌、易淋巴结转移者),早期淋巴结切除可能有益。

预后与原发肿瘤的部位及肿瘤分期有关。前尿道癌比后尿道癌预后好。Kaplan 等报道前者 5 年生存率为 22%,后者为 10%。Hopkins 等报道男性尿道癌患者总体平均生存期为 26 个月、前尿道癌平均为 77 个月、球膜部尿道癌平均为 15 个月。

二、女性尿道癌

(一)概述

原发女性尿道癌,其发病率比男性高 4～5 倍,占妇科恶性肿瘤的0.017%,发病年龄为 37～69 岁。

尿道癌分远段癌和近段癌,前者癌灶位于尿道口至尿道前 1/3 段,也可逐渐扩展至全尿道,或累及外阴;后者癌灶位于尿道其余 2/3,较容易侵犯全尿道。

本病病因尚不十分明确。一般认为与性交、妊娠及反复尿路感染对尿道刺激有关。尿道肉阜、尿道黏膜白斑及慢性尿道炎均可能并发尿道癌。

原发性尿道癌以鳞状上皮细胞癌最多见,其次是腺癌及移行细胞癌等。转移途径包括血行、淋巴和局部浸润,其中以淋巴转移和局部浸润为主。远段尿道癌可转移至腹股沟深、浅淋巴结,而近段尿道癌可转移到盆腔淋巴结及髂内、髂外及闭孔淋巴结。

(二)诊断依据

1.症状

尿痛、尿急、尿频、血尿、排尿困难、下腹或腰背疼痛。

2.体检

阴道指检可及尿道肿物,尿道血性分泌物。腹股沟可扪及肿大淋巴结。

3.细胞学检查

尿脱落细胞及尿道拭子细胞学检查可以发现肿瘤细胞。

4.尿道镜检查

可见肿块,活检可证实。

5.CT 及 MRI

了解盆腔淋巴结有无转移。

6.临床分期常用 Grabstald 分期

O 期:原位癌,病变局限于黏膜层。

A 期:病变达黏膜下层。

B 期:病变浸润尿道肌层。

C 期:病变浸润尿道周围器官。

C_1 期:浸润阴道壁肌层。

C_2 期:浸润阴道壁肌层及黏膜。

C_3 期:浸润邻近器官如膀胱、阴唇及阴蒂。

D 期:出现远处转移。

D_1 期:腹股沟淋巴结有转移。

D_2 期:盆腔淋巴结有转移。

D_3 期:腹主动脉分叉以上淋巴结有转移。

D_4 期:远处器官转移。

(三)鉴别诊断

1.尿道肉阜

鲜红色、质软、易出血,表面无溃疡及分泌物,活检可证实。

2.尿道尖锐湿疣

尿道尖锐湿疣是由性接触传播的人乳头状瘤病毒引起的增生性病变,多位于黏膜上,外阴亦见多个病灶,排尿有灼痛。尿道镜检见乳头状、淡红色肿物。病检可证实。

(四)治疗方案

1.手术治疗

远段尿道癌,如较早期可行局部广泛切除,包括尿道周围组织和部分外阴、前庭、阴唇、阴蒂等组织。年轻患者切除尿道 2/3 尚不至于尿失禁。若癌肿累及较广泛或位于近段尿道,则必须行全尿道全膀胱切除,并须做尿流改道。此外,应根据病变部位和区域淋巴结的情况决定是否清扫相应淋巴组织。

2.放射治疗

多用于早期、无转移、深部组织无浸润者。尿道癌对放疗较敏感,特别是早期病例进行放疗即可治愈。对晚期患者可作为姑息性治疗。

3.化学治疗

表柔比星、顺铂、甲氨蝶呤等有一定疗效,但效果不满意,仅作为辅助治疗。

（五）评述

本病少见,根据临床症状应及早活检以明确诊断。文献报道,手术加放疗的生存率比单纯放疗高。综合应用放疗和化疗,争取保留尿道,可减轻对患者生理和心理影响。预后主要与病理分期、病理类型、治疗方法有关,而年龄、病程对预后影响不大。因此,早期诊断、早期治疗仍是提高生存率的有效手段。治疗后2年内容易发生远处转移,故应注意随访观察。

三、恶性尿道非上皮性肿瘤

尿道非上皮性肿瘤较少见,又以黑色素瘤稍多,平滑肌肉瘤、纤维肉瘤及恶性纤维组织细胞瘤仅见个案报告。

尿道黑色素瘤多见于老年人,女性较多,多发生于尿道外口。病因不清,认为可能与遗传、长期摩擦、妊娠、内分泌等因素有关。与日光照射可能无关。

（一）诊断依据

1.临床表现

尿道口肿块及尿道出血,可有排尿困难、尿流方向改变。

2.体检

黑色至蓝色或褐色的皮损,以黑褐色为多,常伴出血,表面可有溃烂、坏死,伴有感染时可有脓臭分泌物。肿块周围常有黑色卫星灶。腹股沟淋巴结可因转移而肿大。血行转移常发生于肺、肝及脑。

3.病理检查

病理检查可见瘤细胞呈梭形、多角形,胞浆丰富,充满黑色素,呈实性片状、巢索状乃至腺样多种排列类型。细胞增生活跃,可见核分裂象,染色不均,黑色素染色呈阳性。肿瘤细胞具有大核及核仁明显的特点。胞浆较少,染色浅。免疫组化显示 HMB45 强阳性。

（二）治疗方案

主张早期根治性切除术,包括全尿道及腹股沟淋巴结清扫术,必要时行盆腔淋巴结清扫,术后可辅以化疗、放疗、免疫、生物学等治疗。化疗首选药物为达卡巴嗪(DTIC),二线药物为亚硝脲类,其他如 5-FU、长春新碱、环磷酰胺、放线菌素 D 等亦有一定疗效。目前多主张二联或三联用药,有效率可达30%～45%,单一用药则低于20%。

放疗仅能起缓解症状的作用,近来报告大剂量分次照射,每次 400～800 Gy,每周 3 次,总量达 3 000～4 000 Gy,有效率可达 34%～67%。

免疫治疗用于术后辅助治疗及不能切除或已有广泛转移者,有很好的前景。20 世纪 60 年代后期曾试用 BCG 与天花疫苗瘤体注射和皮下注射,部分患者肿块消退,复发延迟,生存期延长。多价免疫疫苗可提高晚期患者主动免疫力 3～4 倍,Bend 用黑色素瘤疫苗治疗转移性黑色素瘤患者取得了一定效果。近年来 IL-2、干扰素、转移因子、单克隆抗体、LAK 细胞等亦被临床应用,取得了较好的效果。

四、良性尿道非上皮性肿瘤

(一)尿道平滑肌瘤

尿道平滑肌瘤少见,但却是尿道非上皮性肿瘤中最常见的类型。女性多见,约为男性的3 倍,多发于 20～50 岁,可能与内分泌、妊娠等因素有关。

1.诊断依据

(1)临床症状:尿道外口滴血或反复发作的尿路感染,可有排尿困难。

(2)尿道口肿块:呈圆形,表面光滑,质硬韧,界限清晰,小的肿瘤多呈广基,大者可有蒂。呈粉红、乳白或呈嫩肉色。

(3)尿道镜检查:可见尿道肿块,并可取活检。

(4)病理检查:是确诊的唯一方法。显微镜下肿瘤组织由分化较好的平滑肌细胞构成,细胞呈梭形,胞浆丰富,胞核呈长杆状,两端钝圆,少见核分裂象,肿瘤细胞聚集成束。

2.治疗方案

手术切除。预后良好,但有复发可能。

(二)尿道纤维瘤

尿道纤维瘤极少见,临床报道仅见于女性。

1.诊断依据

(1)临床症状:可有腹部不适、下腹部坠胀等症状,也可有尿频、尿痛、性交不适等症状。

（2）检查：见尿道内或尿道口肿瘤，表面可有溃烂、分泌物，瘤体光滑，质硬，直径多在 3 cm 以下，个别有体积巨大者。

（3）病理检查示瘤组织由纤维组织构成，为确诊依据。

2.治疗方案

本病为良性尿道非上皮性肿瘤，手术切除肿瘤为唯一有效的治疗方法，预后良好。

（三）尿道血管瘤

尿道血管瘤罕见，分为毛细血管瘤和海绵状血管瘤，可发生于任何年龄，但 20～30 岁多见，男性多于女性。

1.诊断依据

（1）临床症状：间歇性尿道口滴血，呈鲜红色，间歇发作，持续时间长短不一，一般不伴有其他不适。

（2）肿瘤较大时可出现排尿困难。

（3）尿道镜检查：可见尿道内深红色、广基的黏膜病损，呈扁平状或突出于尿道黏膜，质软，触诊难以发现。

2.治疗方案

行肿瘤广泛切除，必要时行尿道成形术。本病属良性，但常复发，术后注意随访。

参 考 文 献

[1] 姚常雷.实用临床泌尿外科诊断与治疗[M].北京:科学技术文献出版社,2018.

[2] 程祎,李梅,刘文刚.泌尿外科临床诊疗实践[M].长春:吉林科学技术出版社,2019.

[3] 付海柱.泌尿外科临床医学[M].昆明:云南科技出版社,2020.

[4] 黄翼然.泌尿外科临床实践[M].上海:上海科学技术出版社,2021.

[5] 刘光泉.泌尿外科微创技术与临床诊疗[M].武汉:湖北科学技术出版社,2018.

[6] 苏泽轩,邱剑光.泌尿外科临床解剖学[M].济南:山东科学技术出版社,2019.

[7] 蔡平昌.现代泌尿外科诊疗实践[M].昆明:云南科技出版社,2020.

[8] 郝鹏.泌尿外科治疗精要[M].北京:中国纺织出版社,2022.

[9] 刘蕊旺.泌尿外科诊疗技术与临床实践[M].北京:科学技术文献出版社,2018.

[10] 焦念辉.临床泌尿外科治疗[M].长春:吉林科学技术出版社,2019.

[11] 刘定益.泌尿微创手术学[M].郑州:河南科学技术出版社,2020.

[12] 刁会丰.实用泌尿外科疾病治疗精粹[M].哈尔滨:黑龙江科学技术出版社,2021.

[13] 石红林,何灼彬,蔡明兰,等.临床泌尿外科基础与诊疗[M].北京:科学技术文献出版社,2018.

[14] 李刚琴.临床泌尿外科基础与治疗[M].北京:科学技术文献出版社,2019.

[15] 李文光.临床泌尿外科疾病新进展[M].开封:河南大学出版社,2021.

[16] 刘秦鹏.现代临床外科疾病诊断与治疗[M].天津:天津科学技术出版社,2020.

[17] 陈放.实用临床泌尿外科疾病诊疗学[M].长春:吉林科学技术出版社,2018.

[18] 李伟光.实用泌尿外科诊疗技术[M].长春:吉林科学技术出版社,2019.

[19] 张小军.现代泌尿外科疾病的诊疗与处置[M].赤峰:内蒙古科学技术出版社,2020.

[20] 李培华.精编临床泌尿外科新进展[M].哈尔滨:黑龙江科学技术出版社,2019.

[21] 潘长景.泌尿外科常见疾病诊疗[M].昆明:云南科技出版社,2020.

[22] 刘志宇.泌尿外科微创诊疗技术[M].郑州:河南科学技术出版社,2018.

[23] 侯本国.泌尿外科疾病诊疗思维与实践[M].长春:吉林科学技术出版社,2019.

[24] 来成军.临床泌尿外科疾病诊治与护理[M].长春:吉林科学技术出版社,2020.

[25] 董理鸣,张惜妍.实用泌尿外科疾病的诊治与临床护理[M].北京:中国纺织出版社,2021.

[26] 诸靖宇.新编泌尿外科疾病基础与临床[M].天津:天津科学技术出版社,2019.

[27] 黄伟.临床常见泌尿系统疾病诊治精粹[M].北京:中国纺织出版社,2018.

[28] 周睿.泌尿系统肿瘤综合治疗[M].北京:中国纺织出版社,2021.

[29] 杨志平.泌尿外科疾病诊疗与微创应用[M].北京:科学技术文献出版社,2020.

[30] 侯明强.泌尿外科常见疾病诊疗规范[M].长春:吉林科学技术出版社,2019.

[31] 李海鹏.现代外科疾病诊断及处理[M].北京:科学技术文献出版社,2018.

[32] 杨静,王美力,叶燕红,等.聚焦解决干预对三聚氰胺致急性肾衰竭行 CRRT 治疗患者的影响[J].齐鲁护理杂志,2022,28(3):109-111.

[33] 何跃,郑瑾,李杨,等.巴利昔单抗和抗胸腺细胞球蛋白在肾移植免疫诱导中有效性和安全性的 Meta 分析[J].器官移植,2022,13(4):495-502.

[34] 张宝勋,蒋胜利,吴文弼,等.经皮肾镜联合输尿管软镜治疗复杂肾结石[J].中国微创外科杂志,2021,21(10):875-878.

[35] 岑洪辉,梁高照,汪清.输尿管软镜碎石术治疗肾结石对肾脏损伤的研究进展[J].现代泌尿外科杂志,2022,27(7):614-618.

[36] 马琴琴,周莹,张艳楠,等.连续肾替代治疗慢性肾衰竭重症患者的疗效及其预后的影响因素分析[J].临床肾脏病杂志,2022,22(9):712-718.